La reconstruction du nez

Une longue histoire chirurgicale

Médecine à travers les siècles

Collection dirigée par le Docteur Xavier Riaud

L'objectif de cette collection est de constituer « une histoire grand public » de la médecine ainsi que de ses acteurs plus ou moins connus, de l'Antiquité à nos jours.
Si elle se veut un hommage à ceux qui ont contribué au progrès de l'humanité, elle ne néglige pas pour autant les zones d'ombre ou les dérives de la science médicale.
C'est en ce sens que – conformément à ce que devrait être l'enseignement de l'histoire –, elle ambitionne une « vision globale » et non partielle ou partiale comme cela est trop souvent le cas.

Dernières parutions

Lauriane BAUMANN, *Étude de soldats de la Première Guerre mondiale inhumés à Spincourt. Estimation du sexe, de l'âge et état bucco-dentaire*, 2021.
Philippe MARRE (sous la dir. du président), *L'Académie Nationale de Chirurgie au service de l'histoire. Séances solennelles : articles et conférences*, 2021.
Françoise GUILLON-METZ, Mélanie GUERIN-BOYER, *Louis XIV un souverain diabétique, ou De Regis Gallicorum re medica*, 2021.
Xavier RIAUD, *Petit manuel historique de l'odontologie du sport*, 2021.
Michel A. GERMAIN, *Médecines antiques des Romains et des Germains. Confrontation et analyse*, 2021.
Ali HAMDAN, *De la médecine coloniale à la santé communautaire au Sénégal*, 2020.
Geneviève HERY-ARNAUD, Dominique LE NEN, *Pierre Le Damany, grand médecin breton. Souvenirs d'un étudiant en médecine, Rennes (1887-1891)*, 2020.
Xavier RIAUD, *Carnet de voyage académicien d'un historien de la médecine*, 2020.
Xavier RIAUD, *La Greffe générale. Journal satirique des blessés de la face de l'hôpital du Val-de-Grâce (1917-1918)*, 2020.

Michel A. Germain

La reconstruction du nez

Une longue histoire chirurgicale

Préambule du Dr Xavier Riaud

Préface de la Professeur Mathilde Gandar

L'Harmattan

Du même auteur

René Leriche, pionnier de la chirurgie vasculaire, Glyphe (éd.), Coll. « Société, histoire et médecine », Paris, 2008. Prix littéraire du Medec, 2010.

« Les sarcomes osseux », in *Histoire des maladies des os et des articulations*, Rhumatologie pratique, ouvrage collectif, Société française d'histoire de la médecine (éd.), Paris, 2009.

La microchirurgie dans le monde, Glyphe (éd.), Coll. « Société, histoire et médecine », Paris, 2011.

L'épopée des gants chirurgicaux, L'Harmattan (éd.), Coll. « Médecine à travers les siècles », Paris, 2012.

Alexis Carrel, un chirurgien entre ombre et lumière, L'Harmattan (éd.), Coll. « Médecine à travers les siècles », Paris, 2013.

Musiciens célèbres malades. Pourrait-on les sauver aujourd'hui ?, L'Harmattan (éd.), Coll. « Médecine à travers les siècles », Paris, 2015.

Les tables d'opération, de l'Antiquité à nos jours, L'Harmattan (éd.), Coll. « Médecine à travers les siècles », Paris, 2016.

Frédéric Chopin (1810-1849), un musicien de génie atteint d'une maladie rare, la mucoviscidose, L'Harmattan (éd.), Coll. « Médecine à travers les siècles », Paris, 2018.

Les sarcomes osseux chez l'enfant. Une longue histoire, L'Harmattan (éd.), Coll. « Médecine à travers les siècles », Paris, 2018.

C'était mon père. L'émouvant témoignage d'un héros de la Seconde Guerre mondiale. Résistant, évadé de Mauthausen, officier mort pour la France, Fiacre (éd.), 2018.

Autour du violon. Applications à la médecine. Ergothérapie-Musicothérapie, Fiacre (éd.), 2019.

La main du chirurgien, instrument remarquable au service de la médecine, Fiacre (éd.), 2020.

Médecines antiques des Romains et des Germains : confrontation et analyse, L'Harmattan (éd.), Coll. « Médecine à travers les siècles », Paris, 2021.

5-7, rue de l'Ecole-Polytechnique, 75005 Paris
http://www.editions-harmattan.fr
ISBN : 978-2-343-24029-9
EAN : 9782343240299

Préambule

1916. Verdun[1]. Des tonnes de bombes tombent sur les tranchées françaises. Un bruit assourdissant. Les hommes sont recroquevillés dans leurs casemates de fortune en attendant que l'orage passe. La terre tremble et frémit sous les coups de boutoir des obus allemands. Il n'y a plus d'arbre. À peine quelques murets de pierres, vestiges d'habitations démolies par les déflagrations. Il n'y a plus aucun animal, encore moins d'oiseaux. Le sol est gondolé et déformé par les trous d'obus. Des soldats sont ensevelis vivants sous les gravats. À l'éclatement au sol, des centaines de projectiles s'éparpillent à plusieurs mètres de distance tuant tout sur leur passage. Pendant des heures et des heures, le tonnerre gronde sans intermittence. L'horizon est noir de fumée. Soudain, le silence se fait. Écrasant. Pesant. Lourd. Des coups de sifflet résonnent à toutes les extrémités des tranchées. L'heure de la charge a sonné. Des Poilus sortent de partout et se ruent à l'assaut des lignes ennemies. L'ordre du jour est de s'emparer des lignes adverses situées à quelques vingtaines de mètres. Les mitrailleuses allemandes éclaircissent les rangs des troupes françaises. Des mines antipersonnel explosent sous les pas des soldats qui s'égarent dessus. Malgré tout, les hommes atteignent les tranchées d'en face. Quelques heures plus tard, un ordre de l'état-major parvient au jeune capitaine français responsable des troupes victorieuses et lui demande de rejoindre les lignes que lui et ses hommes tenaient le matin. Des centaines d'hommes morts au champ d'honneur en vain. Et combien d'autres blessés,

---

[1] Guéno Jean-Pierre & Laplume Yves, *Paroles de Poilus, Lettres et carnets du front (1914-1918)*, Radio France (éd.), Paris, 1998, p. 18

mutilés et défigurés à jamais ? Les brancardiers vont récupérer les blessés. Puis, c'est au tour des médecins de soulager les douleurs, d'amputer, d'opérer. Après un parcours au sein des hôpitaux de campagne vient l'heure des chirurgiens qui reconstruisent des membres absents ou des visages ravagés…

« La guerre de 1914-18 s'inscrit dans un registre nouveau, tant du point de vue de la stratégie militaire, que de l'armement utilisé, ce qui impose au Service de Santé d'appréhender et de concevoir une médecine de guerre nouvelle et différente. » Les armes aussi ont changé (artillerie lourde omniprésente, lance-flammes, gaz, tanks, etc.). Elles sont la cause de blessures nouvelles, particulièrement horribles et mutilantes[2].

Après la fin du conflit, les « Gueules cassées » ont continué d'en être le reflet quotidien. Le peuple français voulait oublier et ces visages déformés ne le lui permettaient pas. La réinsertion de ces hommes mutilés dans la société a été rendue d'autant plus difficile que blessés de guerre, ils sont devenus victimes de la paix faisant l'objet d'une ségrégation réelle à cause de leurs diverses difformités. Le rôle des chirurgiens maxillo-faciaux a été primordial à plus d'un titre, à commencer par la restitution légitime d'une dignité humaine à ces soldats meurtris dans leur chair, qui ont défendu l'honneur de leurs pays respectifs, au prix malheureusement d'une souffrance peu commune, tant physique que morale.

Quid de l'étymologie des mots « Gueules cassées[3] » ?
Une fête patriotique est donnée à la Sorbonne. Le colonel Picot, héros de guerre et fondateur de l'Union des blessés de la face et de la tête en 1921, la tête encore emmaillotée, désire s'y rendre. Hospitalisé au Val-de-Grâce et soigné par le Pr Morestin, il n'y

---

2 Debue-Barazer Christine & Perrolat Sébastien, « 1914-1918 : Guerre, chirurgie, image. Le Service de Santé et ses représentations dans la société militaire », in *Sociétés & Représentations*, La Sorbonne (éd.), 2008 ; 1(25) : 233-253.

3 Union des Blessés de la Face et de la Tête, « Colonel Picot (1862-1938), président fondateur des « Gueules cassées » », in *www.gueules-cassées.asso.fr*, 2019

a qu'un pas jusqu'au boulevard Saint-Michel. Picot, tout joyeux de cette cérémonie, se présente au guichet. Un garde l'arrête :
– Avez-vous, monsieur, une invitation ?
– Non, mais je suis mutilé de guerre, colonel en service, et actuellement au Val-de-Grâce.
– Impossible, monsieur, de vous laisser passer si vous n'avez pas une convocation.
– Mais, enfin… tout de même !
– Je vous demande pardon, monsieur.
À ce moment, Picot est légèrement bousculé par un homme qui, sortant rapidement une vague carte de sa poche, dit entre ses dents : « Député ! » et passe salué respectueusement par le garde. Picot n'insiste pas, serre les poings, va sur la place de la Sorbonne, en fait le tour deux ou trois fois et s'aperçoit brusquement du départ du garde. Aussitôt, il bondit, passe le tourniquet, sort une vague carte de sa poche, comme le député, et comme lui grommelle : « Gueule cassée ! » On s'efface et Picot entre fièrement dans la place. C'est ce nom qui désignera désormais les blessés de la face[4]…

Si la chirurgie maxillo-faciale connaît des émules bien avant la Première Guerre mondiale, si des techniques sont mises au point, reconnues et régulièrement utilisées depuis plusieurs siècles, c'est bien pendant la Grande Guerre que les innovations dans ce domaine se succèdent à un rythme fulgurant : asepsie, radiologie, techniques chirurgicales, matériaux, etc. Des noms illustres de la chirurgie maxillo-faciale sont ainsi passés à la postérité[5].
Notre ami, Michel Germain, écrivain toujours aussi prolifique, nous emmène aux confins de la chirurgie maxillo-faciale et nous entraîne dans un voyage initiatique remarquable en nous relatant les divers protocoles connus aujourd'hui dans la reconstruction du nez. Bien évidemment, il achève son périple médical en décrivant avec la précision et la qualité qui sont les siennes ce qui a été mis en œuvre sur la fin du XXe siècle.

---

[4] *La Greffe générale, journal satirique des blessés de la face de l'hôpital du Val-de-Grâce (1917-1918)*, Réédition commentée par Xavier Riaud, L'Harmattan (éd.), Collection Médecine à travers les siècles, Paris, 2020.
[5] Riaud Xavier, *Pionniers de la chirurgie maxillo-faciale (1914-1918)*, L'Harmattan (éd.), Collection Médecine à travers les siècles, Paris, 2010.

Il était une fois… Michel Germain et l'histoire de la reconstruction du nez. Un livre qui n'est pas un conte, mais plutôt une ode médicale à tous ces grands chirurgiens et aux préceptes qui furent les leurs.

Docteur Xavier Riaud
Docteur en chirurgie dentaire
Docteur en épistémologie, histoire des sciences et des techniques
Lauréat et membre titulaire de l'Académie nationale de chirurgie dentaire
Membre libre de l'Académie nationale de chirurgie

Préface

La première apparition de la chirurgie plastique date d'il y a 3 000 ans. À cette époque, les Égyptiens et les Hindous pratiquent déjà des opérations de reconstruction des parties du visage.

Les Grecs et les Romains de l'Antiquité nous ont également laissé un patrimoine en matière de reconstruction osseuse et cellulaire. C'est finalement au XXe siècle, après la Première Guerre mondiale, extrêmement dévastatrice, que la chirurgie plastique s'avère utile et trouve une place dans la médecine avec les « Gueules cassées » dont le visage et le corps ont subi de nombreuses mutilations.

Cette chirurgie est nécessaire tout d'abord d'un point de vue physique et médical. Elle sert à diminuer les blessures et à redonner, à ces soldats, un aspect décent afin de soulager le moral sapé de ces blessés.

Ces derniers bénéficient d'une chirurgie qui se révèle de plus en plus élaborée dans sa quête d'harmonie à restituer à ces visages ravagés.

Le nez constitue un facteur d'équilibre fondamental du visage, d'autant qu'il est situé au centre de la face. La mutilation du nez apparaît parmi toutes les difformités faciales comme la plus pénible à supporter visuellement. Une mutilation du nez même légère rompt l'harmonie du visage.

Les principes fondamentaux de la reconstruction nasale que l'on utilise encore de nos jours remontent à environ 600 ans avant J-C.

Dans son ouvrage, le Pr Michel Germain décrit les différentes techniques utilisées :

- Lambeau indien ;
- Lambeau italien avec P. Tagliacozzi ;
- Les Gueules cassées ;
- L'époque actuelle avec les lambeaux cutanés.

Les résultats sont insuffisants pour les Gueules cassées. Les techniques sont insuffisantes. De même, les contraintes imposées sont conséquentes, ce qui a des répercussions négatives sur le rendu final de l'opération. L'époque moderne voit naître de meilleurs résultats comme la réapparition de prothèses, toujours utilisables, et comme les transplants du nez préfabriqués à indications exceptionnelles.

Michel Germain décrit, dans des cas extraordinaires, l'avenir avec le lambeau antébrachial prélevé à l'avant-bras avec microchirurgie. Il convient aussi d'envisager les reconstructions 3D avec les imprimantes 3D, qui sont prometteuses.

Pour chaque chapitre, le Pr Michel Germain inclut les avantages/inconvénients et les résultats de ces différentes techniques de reconstruction, ainsi que les indications pour cibler la meilleure technique qui soit pour le patient.

Mme Mathilde Gandar
Diplômée du Conservatoire royal de Bruxelles
Diplômée du Royal College of Music de Londres
Lauréate du concours international « Inspirations »
Professeur de violon en conservatoire et concertiste

Avant-propos

L'histoire de la reconstruction du nez est très ancienne. Schématiquement, on peut distinguer cinq époques. Elle débute avec le lambeau indien au IIe siècle de notre ère. Il existe des précurseurs dans ce pays avant notre ère. Puis, la technique italienne avec Tagliacozzi dès 1597. Et la technique utilisée en France. Ensuite, vient la Grande Guerre avec les Gueules cassées : depuis le champ de bataille jusqu'au poste de secours des premiers soins, puis au service de chirurgie réparatrice. À la détresse physique de ces blessés se conjugue la détresse morale liée à la mutilation.
Et enfin la période moderne avec les lambeaux tissulaires cutanés.
La nécessité de réparation des pertes de substance du nez est surtout d'origine tumorale, avec en particulier les carcinomes malpighiens. La peau à cet endroit manque d'élasticité, surtout à la pointe du nez. Aussi, la reconstruction nécessite l'utilisation de lambeaux cutanés. En fonction du siège, de la taille de la perte de substance, ces lambeaux sont locaux, régionaux ou à distance.

Il est utile de rappeler les textes de Michel de Montaigne qui écrit de façon très pertinente dans *Les Essais* : « *Les abeilles papillotent de çà et de là les fleurs, mais elles en font après le miel qui est tout le leur, ce n'est plus thym ni marjolaine. Ainsi les pièces empruntées d'autrui, l'auteur les transformera et les confondra, pour en faire un ouvrage tout sien.* »
Le chapitre sur les lambeaux cutanés a été écrit avec l'aide du fascicule d'Alain Jourdain qui n'a pas été publié. Celui-ci, malgré mon insistance, n'a pas souhaité être coauteur. Par ailleurs, nous avons publié ensemble de très nombreux articles et

fait de multiples conférences sur la reconstruction du nez, en France et au Canada. Je ne les ai pas oubliées et je m'en suis inspiré.

La reconstruction du nez par lambeau tissulaire a été décrite surtout après exérèse de cancer superficiel. Toutefois, j'envisagerai aussi les reconstructions après traumatisme.
La reconstruction du nez est une difficulté majeure, car une lésion du nez défigure le blessé et a un effet dévastateur sur son moral.
Un chapitre est consacré aux reconstructions par transplant microchirurgical préfabriqué réalisé avec la peau de l'avant-bras et transplanté à la place du nez, avec des microanastomoses de l'artère, de la veine radiale et du nerf musculo-cutané. Ayant exercé au Canada, j'ai fait une mise au point sur la microchirurgie au Québec.
Je veux également insister sur la nécessité d'utiliser régulièrement l'examen Doppler, particulièrement pour cette chirurgie fine, et les loupes binoculaires. La majorité des chirurgiens vasculaires possèdent un Doppler de poche, qu'ils ont en permanence dans leur blouse. Le Doppler donne des résultats suffisants pour l'évaluation vasculaire clinique.
Cet examen est sans danger. Il permet d'apprécier et d'évaluer la perméabilité vasculaire tant des artères que des veines, car, au Doppler, chacun de ces vaisseaux émet un son spécifique.

Histoire de la reconstruction du nez

Le lambeau indien

Nous nous limiterons aux applications des réfections nasales, car les chirurgiens indiens ont été très imaginatifs. Ce procédé a été décrit dès le second siècle de notre ère. Il consiste à prélever le lambeau au voisinage de la perte de substance nasale. Cette pièce tissulaire était prise au niveau du front ou de la joue. Cette méthode assurait aux téguments une vitalité meilleure que dans toute autre méthode.
La mutilation du nez apparaît parmi toutes les difformités faciales comme la plus pénible à supporter. Cette mutilation affiche parfois un état d'infamie (amputation utilisée pour punir les malfaiteurs) et toujours un préjudice esthétique.
Une mutilation du nez, même légère, rompt l'harmonie du visage. Ce type de blessure affecte très sérieusement le moral des blessés. La rhinoplastie réalisée initialement avec un lambeau de peau a été ensuite renouvelée grâce à l'application de greffes cartilagineuses, puis ostéocartilagineuses, qui appliquées à de petites pertes de substances ne se résorbaient pas.
À cette époque, la méthode se déroule en quatre temps avec plusieurs opérations.
- La première consiste à corriger les attitudes vicieuses que prennent les tissus ;
- La deuxième consiste à prélever, dans l'épaisseur du septième cartilage costal du blessé, une baguette cartilagineuse glissée sous la peau du transplant ;
- La troisième consiste à mettre en place le lambeau pédiculé frontal dessiné suivant la forme et la dimension de la brèche nasale à remplacer, que l'on fait ensuite basculer sur le nez.

- Puis, on sectionne le pédicule du lambeau frontal et on suture les bords de la plaie nasale après l'avoir scarifié, ce qui permet l'adhésion entre les deux parties.
La continuité de la texture et la coloration sont ainsi assurées entre les régions de prise et la zone réceptrice. Deux drains sont placés dans les narines. L'ensemble est recouvert d'extrait de plantes, puis de coton imbibé d'huile de sésame.
Sushruta, le promoteur de la méthode, recommande le vin pour son effet anesthésiant. La réalisation de la méthode indienne a été surtout appliquée aux réfections nasales. Ce procédé décrit, dès le second siècle de notre ère, consiste à prélever le lambeau au voisinage de la perte de substance nasale à combler.
Le lambeau indien est remarquable par sa priorité sur les autres techniques, sa constance et son excellence. Il est toujours d'actualité et facile à réaliser.
Dans l'Antiquité européenne, en particulier Hippocrate au IVe siècle, l'histoire est muette sur les reconstructions nasales.

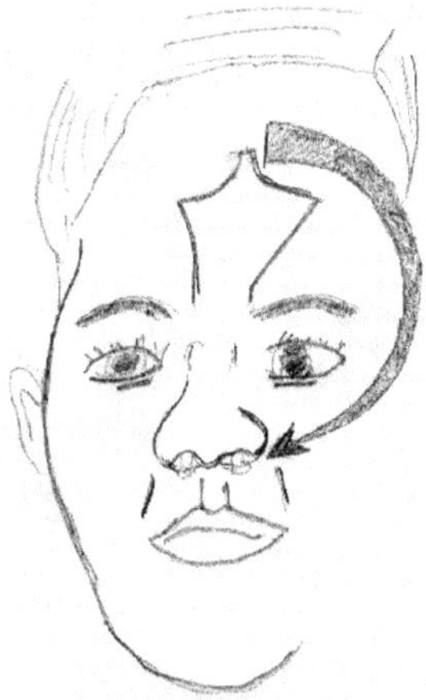

Méthode indienne. Le lambeau frontal, prélevé, permet de reconstruire le nez, après une rotation de 180° (© M. A. Germain). Le lambeau indien est levé au niveau frontal. Un retournement de 180° permet de l'appliquer au site nasal pour reconstruire le nez. Celui-ci est prélevé au niveau de la peau du front suivie d'une rotation sur le nez. Une autre alternative est le lambeau génien à pédicule supérieur. Ce lambeau, après prélèvement, en conservant les vaisseaux supérieurs est appliqué sur la perte de substance du nez. Il a été utilisé avant le lambeau frontal par les chirurgiens indiens. Ce dernier a reçu leur préférence.

La méthode italienne – Le professeur Tagliacozzi (1545-1599)

La réparation par lambeau italien est célèbre. La première référence de greffe de nez se trouve dans une lettre à Orpianus publiée en 1558, écrite par Elioso Calienzio décédé en 1503. Tagliacozzi n'est pas l'inventeur de cette technique, mais il s'en est inspiré en la décrivant.
Tagliacozzi (1545-1599), chirurgien italien de la Renaissance, est professeur à l'Université de Bologne en 1570. Son nom demeure attaché à l'histoire de la reconstruction plastique et surtout à la rhinoplastie. Il est né dans une riche famille de tisserands de soie. Il est considéré comme le véritable précurseur de la « méthode italienne ». Il débute ses études de médecine à 19 ans. Son épouse Isabella de Sementi met au monde son fils Gaspare, le 11 août 1573, mais elle décède peu après. Il se remarie en 1574 avec Giulia Carnali et a deux filles, puis trois garçons. Ses expériences sont critiquées par nombre de chirurgiens, ainsi que par l'Église qui a condamné son intervention en la considérant comme une « intromission répréhensible dans l'œuvre du créateur ».
Dès 1579, il est chargé de conduire une démonstration anatomique publique. Il est connu pour pratiquer la greffe de nez dès 1585. Il a mis douze ans pour écrire et illustrer son livre. Sa renommée le fait appeler par des princes d'Italie dont le Grand-Duc de Toscane et le Duc de Mantoue. Son livre paraît en 1597. Il décède deux ans plus tard, le 7 novembre 1599, à Bologne, et est inhumé dans l'église des religieuses de San Giovanni Battista. En janvier 1600, une rumeur circule. Les religieuses auraient entendu la damnation de celui dont elles ont recueilli le corps.

Les persécutions sont telles que son corps, qui repose dans un lieu sacré, est exhumé pour être enseveli en terre non consacrée. Sa mémoire en a été déshonorée. Il n'est pas anodin de modifier l'agencement du visage créé par Dieu disent les religieux de cette époque. Rapidement, sa technique est oubliée pendant deux siècles, puis tombe dans le ridicule au XVIIe siècle en raison de la position du bras de l'opéré.
En 1734, la Faculté de Bologne honore sa mémoire par une statue dans le théâtre anatomique. Sa main tient un nez comme emblème de son art. Trois autres éditeurs, vénitien, puis allemand et berlinois, reprennent ses travaux. Trois portraits peints présumés de Tagliacozzi existeraient.
En 1597 donc, paraît à Venise son traité in-folio de 298 pages. L'ouvrage comporte un magnifique frontispice gravé sur cuivre avec deux colonnes d'un portique classique sur lesquelles s'appuie Hippocrate.
La corniche du portique porte les armoiries du Duc de Mantoue. Le premier volume expose la théorie de son art et se termine par 22 planches, suivi d'un deuxième tome où il décrit sa pratique.

La méthode « italienne » décrite en 1597 par Tagliacozzi dans son traité *Decurtorum chirurgia* a été largement employée par les chirurgiens pendant la Grande Guerre (1914-18). Elle comporte l'utilisation de la face antérieure du bras. C'est une partie cutanéo-graisseuse décollée du bras, mais restant vascularisée par la partie inférieure du lambeau. Celui-ci est appliqué sur et dans la perte de substance, le nez le plus souvent. Tagliacozzi a aussi reconstruit avec la même technique des oreilles.
La palette de peau est isolée à la fin de la troisième semaine, en sectionnant la partie inférieure de la palette, libérant ainsi le bras. Outre cette technique chirurgicale, Tagliacozzi a fait fabriquer des instruments spéciaux pour son intervention. Cette méthode plus ou moins modifiée suivant les indications convient essentiellement aux mutilations de petites ou moyennes étendues, telles que les reconstructions du nez.
La difficulté majeure de ce procédé réside dans la position extrêmement contraignante et pénible à laquelle doit se soumettre le blessé. Le bras est immobilisé ainsi que la tête du patient par un appareil métallique, ou bien encore par des attelles plâtrées.

Le blessé doit rester dans cette position durant trois semaines pour que les lambeaux de peaux se revascularisent sur la région à reconstruire (le nez). Deux attelles métalliques placées dans l'épaisseur du plâtre assurent la fixité absolue de la tête et du bras. Le docteur Rouget rapporte, dans une communication à la revue *La restauration maxillo-faciale*, le cas d'un de ces blessés ayant eu à subir cette douloureuse méthode afin de tenter de corriger une lourde difformité. La mutilation en question présentait un vaste délabrement de la région mentonnière et de la bouche, le menton ayant disparu ainsi que les lèvres. Le masque facial apparaissait démesurément allongé et l'absence de bouche, hideuse, donnait l'impression d'un « profil d'oiseau » ou d'une « mâchoire de serpent ». Ce type atroce de défiguration provoquait aussi de graves troubles fonctionnels : énormes difficultés à s'exprimer, à se faire comprendre, à s'alimenter surtout, tant avant que pendant la réparation plastique. Le professeur Morestin écrit que l'on doit, dans ce type de cas, *« insinuer une cuiller, une fourchette ou le tube d'un biberon dans la cavité buccale du sujet dont la salive s'écoulait perpétuellement, l'obligeant à porter une sorte de bavette. »*
Mais, un autre inconvénient de cette méthode tient à la complexité même de l'acte opératoire, nécessitant de multiples interventions chirurgicales. La phase la plus délicate du traitement consiste à surveiller l'évolution de la revascularisation. Son délai oscille entre dix-sept et vingt-huit jours, avec, de surcroît, la position qui a été imposée au blessé.
Quelques « retouches », et même plusieurs, se révèlent souvent indispensables, le lambeau pouvant présenter des rétractions et donner ainsi un résultat inesthétique. De plus, la coloration, la texture et l'élasticité du tissu prélevé ne sont pas les mêmes que celle du visage. Le lambeau ne s'adapte que très difficilement à sa nouvelle situation, restant blanc, amorphe et se mortifiant parfois. Les parties lésées ne sont qu'en partie reconstruites, la greffe ne pouvant faire illusion et le préjudice esthétique étant parfois important.
Dans le livre de Tagliacozzi, sa théorie est exposée : *« Les lèvres, le nez et les oreilles sont des substances comparables à la peau et il ne peut se faire que ce qui a été coupé repousse. C'est pourquoi les premiers auteurs de cet art prennent la peau d'une*

partie du corps et l'accommodent à cet usage. Il s'agit de restaurer l'intégralité et la dignité d'une partie blessée. À l'imitation des greffes des arbres, cette technique est considérée comme satisfaisante en raison de la parenté du matériau greffé avec la substance de la partie lésée.
Aucune partie du corps ne peut être plus aisément séparée et transférée que la peau. La greffe doit être prise d'une partie du corps la moins visible et qui peut être aisément cachée.
L'opération comporte aussi peu de danger que possible. On peut dire qu'elle est la plus convenable. La peau de la partie la plus supérieure du bras est très similaire à celle des lèvres et du nez. En chirurgie, il convient de ne pas aggraver l'état des patients. En fait, le lambeau de peau peut provenir d'un autre individu. Nous pouvons le prouver ».
La méthode italienne est recommandée surtout dans les mutilations profondes de la face comme la technique du lambeau doublure, ou lorsque le réservoir facial d'autoplastie est épuisé, et n'apporte aucune nouvelle altération à ces visages déjà ravagés comme dans les cas des grands brûlés du visage. Mais, elle offre l'avantage de n'apporter aucune nouvelle altération à ces visages déjà ravagés.
Dénigré en son temps, Tagliacozzi a été, pour de nombreux mutilés de la Grande Guerre (1914-18), un précieux recours en utilisant sa technique. Mais, les résultats plastiques demeurent disgracieux et restent très décevants pour le mutilé qui a péniblement supporté toutes les contraintes imposées par cette méthode. C'est probablement pourquoi les chirurgiens l'ont abandonné progressivement au profit d'autres procédés.
Ambroise Paré dans *Les œuvres* (1585) rapporte l'histoire d'un cadet de Saint Thian « *lequel ayant perdu le nez et porté longtemps un nez d'argent se fascha par ma remarque qui n'était sans une risée lorsqu'il était en compagnie et ayant ouïe dire qu'il y avait en Italie un maistre refaiseur de nez perdu, s'en alla le trouver qui le lui refaçonne en la manière que dessus comme une infirmité de gens l'ont vu depuis non sans grande admiration de ceux qui le voyant auparavant avec un nez d'argent.* »
Cependant, Paré, malgré toute son admiration pour le nouveau nez du cadet, n'est pas partisan de l'opération. Il croit qu'on pratique une incision dans le muscle biceps brachial et qu'on fait

pénétrer le moignon du nez. Tagliacozzi, en 1586, réfute ces idées erronées et précise que c'est la peau du bras, et non le muscle ou la chair, qui seule est employée pour construire le nouveau nez.

Dominique Larrey (1766-1842) propose, quant à lui, une technique de double lambeau naso-génien qui permet de corriger chacun une moitié du nez pour minimiser la cicatrice jugale. Cette opération fait partie de « la technique française ». Elle sera améliorée par Jacques Mathieu Delpech, professeur de chirurgie à Montpellier.
La première rhinoplastie par méthode indienne réalisée avec succès en France date de 1832. Toutefois, les résultats sont inconstants. Il faut attendre la fin du XIXe siècle avec Reverdin (1830-1900) à Genève pour obtenir la technique des greffes libres. Ainsi, la méthode indienne est remarquable et le lambeau italien est pionnier : ces deux techniques anticipent la chirurgie récente. La chirurgie plastique moderne dérive pour les lambeaux tubulés de la technique italienne.
Delaporte dit que Tagliacozzi est le premier à évoquer la possibilité d'allogreffe partielle de la face.
Quelles sont les raisons de l'oubli de la technique italienne pendant deux siècles après le décès de Tagliacozzi ? La technique italienne tombe en effet dans l'oubli et les chirurgiens en parlent de manière défavorable. Les raisons sont multiples :
D'une part, la blessure du nez est exceptionnelle, d'autre part, les inconvénients sont nombreux : les contraintes liées au temps de prise de greffe, l'immobilité, la pénibilité pour le malade, l'absence de statistique, l'attitude hostile de l'Église, le déclin relatif de la chirurgie au XVIIe siècle...

<u>Références bibliographiques</u> :

Chevallier J., « Un défi chirurgical depuis l'Antiquité : reconstruire le nez. », in *Histoire des Sciences Médicales*, 2017, Tome LI, n° 3, pp. 377-394.

Dumaître P., « Le traité de chirurgie plastique de Gaspard Tagliacozzi, chirurgien de Bologne au XVIe siècle. », in *Aesculape*, décembre 1955, pp. 343-355.

Tagliacozzi G., *De curtorum chirurgia per instionem libri duo*, Gaspare Bindo, Venise, 1597.

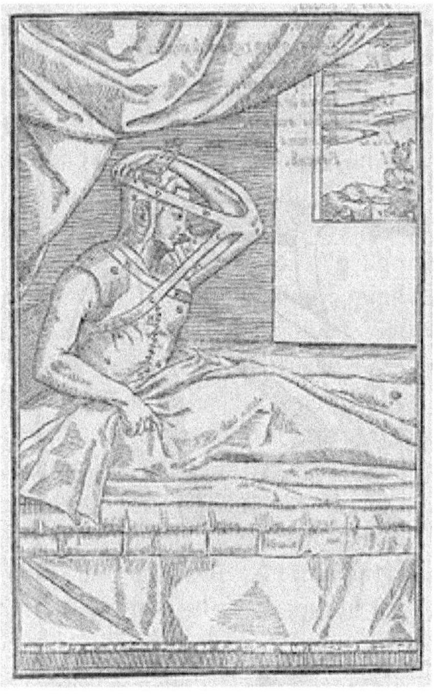

Le schéma de la position de l'opéré avec l'avant-bras au-dessus de la tête maintenu par des barres rigides et des attelles à conserver trois semaines. C'est la méthode de Tagliacozzi (© Bibliothèque de l'Académie nationale de médecine).

La méthode anglaise ou de J. C. Carpue

Né en 1774 dans un quartier de Londres, Carpue devient chirurgien en 1798. Il est nommé professeur d'anatomie et de chirurgie au *York Hospital*. C'est un chirurgien renommé. En 1792, les médecins militaires de Bombay décrivent la méthode indienne dans la *Gazette de Madras.* Les chirurgiens anglais découvrent alors la méthode indienne de réfection nasale. L'auteur décrit une opération de reconstruction du nez chez un Indien conducteur de bœuf. Prisonnier pendant la guerre, il a eu une main et le nez coupés. C'est une coutume du pays. Un an après, il est opéré du nez avec succès par un chirurgien indien de la caste des Mahratta à Kumar. Il ne s'agit pas d'un lambeau jugal, mais d'un lambeau frontal. C'est le premier cas rapporté en Europe de la méthode indienne de rhinoplastie par lambeau frontal. Carpue, après un grand nombre d'essais sur cadavre, effectue, en 1814 et en 1815, deux opérations de ce type avec succès. Son livre *An account of two successful operations for restoring a lost nose from the integuments of the forehead* est publié à Londres en 1816. Les réactions sont nombreuses en Grande-Bretagne et en Europe. Karl von Graefe le fait traduire en allemand l'année suivante, puis publie son livre *Rhinoplastik* en 1818. Ainsi, la méthode indienne s'est-elle fait connaître en Europe.

La méthode allemande

Ferdinand von Graefe, né en 1787, étudie la médecine à Halle, puis à Leipzig où il devient professeur de chirurgie. Ses travaux portent sur la chirurgie plastique. Il est l'inventeur des termes rhinoplastie et blépharoplastie. La méthode allemande s'appuie sur l'ancienne méthode italienne, mais en simplifie les temps opératoires. Von Graefe reproche à la méthode italienne la longueur excessive de la technique et à la méthode indienne, la cicatrice sur le front réalisant une nouvelle infirmité. Il perfectionne la méthode italienne en prenant la pièce de peau manquante sur l'avant-bras et il conseille *« de l'unir au moignon du nez aussitôt après qu'il est taillé »*. La méthode allemande évite la perte du quart de la surface prélevée, comme c'est le cas pour la méthode italienne du fait du rétrécissement inhérent à la préparation. Elle réduit la cicatrice de l'avant-bras. De plus, la peau fraîche est moins épaisse et plus adaptable au moignon nasal. Il écrit le *Rhinoplastik oder die Kunst den Verlust der Nase organish zu erseten*, ce qui signifie la *Rhinoplastie, ou l'art de la restauration organique du nez, son état antérieur et les nouveaux procédés qui l'ont perfectionné*. La technique allemande peut être ainsi exposée en *« trois temps opératoires : préparation du lambeau de l'avant-bras, mensuration, avivement du moignon nasal, introduction de ligatures, puis excision du lambeau et application de celui-ci sur le moignon avivé nasal. Dès que le lambeau est fixé, un pansement est réalisé et le bras est fixé à la tête avec précision. Les sutures sont enlevées dès que la réunion semble obtenue, mais jamais avant 72 heures - c'est la séparation totale du lambeau. Elle ne doit se faire que quand la réunion des cicatrices a parfaitement réussi. Et il faut réaliser la formation de la cloison nasale : elle se fait 15 jours après la*

séparation du lambeau de peau de l'avant-bras immédiatement après la confection des ouvertures pour les narines. »
La méthode indienne avec le lambeau frontal et la technique allemande par lambeau inspiré de la méthode italienne renouvellent la chirurgie reconstructrice.
La paternité du terme de chirurgie plastique revient à Eduard Zeis en 1838. Ainsi, toute une école allemande de chirurgie plastique est née. Cent ans plus tard, cette chirurgie a été interdite par le régime allemand.

La méthode française

par le Pr Michel Germain & Dr Xavier Riaud

Karine Ferret-Dussart (2004, pp. 104-109) rapporte : *« Pour les plaies peu étendues, Larrey suture la plaie et met en place une sonde de gomme élastique pour modeler les narines. La rhinopoïèse par lambeau de voisinage est pratiquée avec succès par Larrey dès 1820. »*

À la lecture du témoignage de Larrey, la maîtrise de la technique semble évidente et le résultat, probant. Larrey est sûr de lui, pragmatique et technique.

« Un de mes anciens élèves et de mes dignes compagnons d'Égypte, M. le docteur Zink, chirurgien major à l'hôpital de Givet, m'adressa, à la fin de l'année 1820, un sous-officier de la légion d'Aude, affligé d'une difformité horrible et d'un aspect insupportable, provenant d'un coup de feu que cet infortuné s'était donné dans un accès de mélancolie, dix-huit mois auparavant (Larrey, 1829-1836, tome II, p. 12).

(...) Toute la portion palatine des os maxillaires comprise entre les dents canines supérieures fut emportée ; les portions labyrinthiques du nez, ses os propres, et les cartilages de cette éminence furent détruits ou expulsés. Les deux ailes du nez étaient rétroversées en dehors et en arrière ; la sous-cloison faisait partie de la narine gauche.

Cette blessure fut pansée comme toutes les plaies d'armes à feu, c'est-à-dire avec les émollients et un appareil simplement contentif ; elle a parcouru les périodes de la suppuration et de la détersion jusqu'à la guérison sans nul accident. La cicatrice s'est opérée spontanément dans l'état d'écartement et de renversement des bords frangés. Ces bords ont contracté une adhérence intime avec la surface extérieure des apophyses montantes des maxillaires, de manière à produire au niveau du visage une échancrure très irrégulière, rouge, caverneuse, et d'un aspect repoussant. Ce sujet était privé de l'odorat, très gêné dans la mastication et dans l'exercice de la parole ; à peine pouvait-il articuler les mots les plus simples.

Tel était l'état d'esprit de ce sergent lorsqu'il se présenta à l'hôpital de la garde royale, en décembre 1820. (...) Je l'examinai avec soin, je projetai un mode d'opération que je communiquai aux personnes qui suivaient ma visite, et sans perdre de temps, je mis ce plan opératoire à exécution.

Assisté du docteur Ribes (...), et le sujet assis sur une chaise, je commençai par détacher les bords tégumenteux et adhérents dans tout le pourtour de cette horrible plaie ou échancrure ; j'en poursuivis la dissection à plusieurs lignes d'étendue, vers les pommettes, sur la surface des os maxillaires, afin d'avoir une assez grande étendue de peau pour franchir l'espace compris entre les bords de cette division, et pour en obtenir la réunion lorsqu'ils seraient mis en contact (Larrey, 1829-1836, tome II, p. 12).

Je détachai ensuite les adhérences que les deux divisions des ailes du nez et de la lèvre supérieure avaient contractées avec les bords de l'échancrure palatine. Cette dissection fut longue et difficile. Après avoir isolé toutes les parties molles qui appartenaient jadis au nez, j'en rafraîchis les bords à l'aide de ciseaux évidés, avec l'intention de donner à chaque coupe la forme qu'elle devait avoir pour affronter exactement et d'une manière uniforme.

Cette dissection finie, je fis trois points de suture provisoires : le premier, au milieu de la côte du nez ; le second, au sommet de cette éminence et vers la sous-cloison des narines que j'avais eu soin de conserver ; le troisième, aux deux bords de la lèvre supérieure. Je réunis ensuite et maintins rapprochées les parties molles de tout le dos du nez, au moyen d'une suture enchevillée, composée de six anses de fil, à l'effet de ramener de loin les portions de peau qui devaient servir à former cet organe, et de prévenir la déchirure qui aurait lieu si j'avais employé la suture entrecoupée. Enfin, j'adaptai les bords de la lèvre réséqués et détachés de la mâchoire au moyen d'une suture entortillée, faite avec deux aiguilles d'or, tranchantes à leurs extrémités.

Cette opération faite, j'appliquai un bandage contentif, unissant, garni de compresses graduées, pour protéger les points des diverses sutures, et pour en seconder les effets. L'opéré fut mis à la diète, à l'usage des boissons rafraîchissantes, mucilagineuses et antispasmodiques (...).
Au neuvième jour de l'opération, je levai l'appareil, et je trouvai, à ma grande surprise, tous les bords couturés, parfaitement réunis et cicatrisés ; cependant je laissai les chevilles et les épingles en place jusqu'au quinzième jour, époque où ces derniers moyens d'union furent totalement enlevés.
La cicatrisation était exacte, uniforme, linéaire, et l'on voyait évidemment qu'elle ne s'était opérée que par la communication et l'adhésion naturelle des vaisseaux des bords de cette énorme plaie. Il est impossible de découvrir dans les interstices la moindre parcelle de substance gélatineuse étrangère à ces vaisseaux. Enfin, la cicatrice est parfaite, et le nez a repris une conformation assez régulière et telle que la physionomie du sujet n'offre plus rien de pénible à la vue. La parole, la prononciation et la mastication se sont perfectionnées ; l'écartement considérable qui existait aux os maxillaires et dans les parois des fosses nasales s'est déjà considérablement resserré ; et ce rapprochement augmentera sans doute par la suite, en sorte que les traits de la face deviendront de plus en plus réguliers (Larrey, 1829-1836, tome II, p. 12). *»*
Maîtrise-t-on une technique chirurgicale qu'on utilise pour la première fois ? Peut-on faire un compte-rendu aussi détaillé et aussi précis après une première intervention de ce type ? Nous en doutons fort. Nous sommes au contraire convaincus que Larrey, à l'heure où il écrit ces quelques lignes, a déjà accompli de multiples interventions de reconstruction de la face, ses fonctions l'obligeant, avec des procédés similaires et des pourcentages de réussite très élevés. C'est la raison pour laquelle nous avons tenu à faire figurer ce témoignage datant de 1820. Bien que rien ne l'atteste avec certitude, il est fort vraisemblable que Larrey employait déjà ces techniques sur les champs de batailles des guerres napoléoniennes.

La méthode française est caractérisée par un simple rapprochement des bords de la plaie lorsque l'élasticité des

téguments le permet. La technique est préconisée principalement pour les plaies faciales de petites dimensions.
Elle nécessite plusieurs interventions lorsque les mutilations sont étendues. Les résultats peuvent être désastreux et déterminer des déformations considérables avec de larges cicatrices lorsque les lambeaux ont été trop péniblement rapprochés. Cette méthode s'adresse en particulier aux mutilés dont les joues ont été détruites. Le professeur Hippolyte Morestin l'a préconisée sous l'appellation *« autoplastie par jeu de patience »*.
Elle ne peut corriger les difformités que lorsque les fragments de peau éparpillés ou dilacérés ont survécu et surtout s'il n'y a pas eu d'erreur grave de traitement dans les premiers jours après la blessure.
Il convient de rappeler la méthode proposée par Dominique Larrey avec double lambeau jugal pour reconstruire le nez.
L'une des innovations majeures dans les autoplasties est certainement le procédé présenté par le Dr Léon Dufourmentel à l'extrême fin de la Première Guerre mondiale. Cette technique s'applique aux blessés dont les trop vastes mutilations sont plus étendues, restés au-delà des capacités de la chirurgie réparatrice de la face. Elle s'adresse plus particulièrement aux mutilations partielles ou totales de la mâchoire inférieure. La technique opératoire consiste à découper un lambeau cutané de deux épaisseurs (bipédiculé). Sa vitalité est alors plus importante sur le haut du crâne, dans la région fronto-pariétale. Le lambeau doit être transposé de manière à réaliser une véritable sangle et de façon qu'aucune rétraction ne puisse intervenir.
La qualité de la peau du cuir chevelu se révèle en effet nettement supérieure à celle du bras et ce procédé est incomparablement moins contraignant pour le patient que la méthode de greffe italienne. Le lambeau complètement détaché de sa région de prise, puis rabattu en pivotant, enjambe la face entière et est donc inséré sur la région mutilée. Le blessé peut, s'il le désire, laisser pousser les cheveux de son lambeau, reconstituant ainsi une barbe quasi normale et susceptible de masquer les cicatrices. Au niveau fonctionnel, le blessé peut reprendre une alimentation normale. Sur le plan esthétique, le résultat reste insuffisant, mais cette méthode permet de combler la brèche donnant au visage une apparence moins repoussante.

Références bibliographiques :

Ferret-Dussart Karine, *La chirurgie maxillo-faciale à travers l'histoire*, Glyphe (éd.), Paris, 2004.

Larrey D. J., *Mémoires de Chirurgie militaire et Campagnes*, Tome II, Paris, 1812.

Larrey D. J., *Clinique chirurgicale exercée particulièrement dans les camps et les hôpitaux militaires depuis 1792 jusqu'en 1829*, 5 vol., Paris, Baillière, 1829-1836.

Riaud Xavier, *Napoléon Ier et ses dentistes*, L'Harmattan (éd.), Collection Médecine à travers les siècles, Paris, 2016.

Riaud Xavier, *Pionniers de la chirurgie maxillo-faciale (1914-1918)*, L'Harmattan (éd.), Collection Médecine à travers les siècles, Paris, 2010.

Des Géants…

par le Pr Michel A. Germain & le Dr Xavier Riaud

Pendant la Grande Guerre, la chirurgie réparatrice procède par étapes successives.
Les chirurgiens maxillo-faciaux sont appelés, par les blessés de la face, des *« mécaniciens de génie »*, des *« artistes de l'impossible »* ou encore *« Notre Père à tous »* pour ceux qui connaissent Morestin.
La Première Guerre mondiale a vu plus de 70 millions d'hommes de 19 nations s'entretuer sur plusieurs fronts. Ce conflit s'est soldé par près de 10 millions de morts et 20 millions de blessés. Parmi ces derniers, des dizaines de milliers ont été administrativement qualifiés de *« Gueules cassées »*.
Les blessures de la face sont les plus dévastatrices. Elles sont cruelles et hideuses. À leur sortie de l'hôpital, les « Gueules cassées » sont méconnaissables. Ces blessures ont un effet psychique ravageur sur les hommes qui en sont atteints et sur l'entourage proche.
Le visage est lié à la personnalité, l'identité intime. Un visage ravagé les confronte à leur propre dévastation psychique.
Martin Monestier souligne ces réalités chez un blessé de la face : *« J'appartiens pour toujours à un groupe d'hommes stigmatisés, à la face ravagée et qui n'a plus rien d'humain. Nous sommes une chose sans nom. Un amas monstrueux de chairs déchiquetées, de pansements, de pus, de fièvres empaquetées, le tout teinté par l'ombre des canons »*.

Nous citerons les principaux chirurgiens. Ce sont des géants.

- Professeur Hippolyte Morestin (1869-1919)

Professeur agrégé d'anatomie à la Faculté de Paris. Il est un des fondateurs de la chirurgie maxillo-faciale réparatrice. Il travaille sans relâche et ses découvertes sont révolutionnaires, dont les autoplasties cartilagineuses. Il a exercé dans plusieurs hôpitaux, dont l'École d'instruction du Val-de-Grâce.

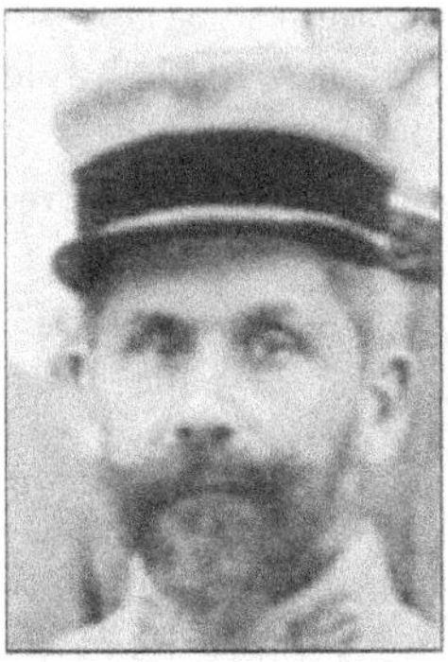

Pr Hippolyte Morestin (1869-1919)
(© Musée du Service de santé des armées, Val-de-Grâce, Paris).

- Docteur Maurice Virenque (1888-1946) est un des précurseurs du lifting cervico-facial.

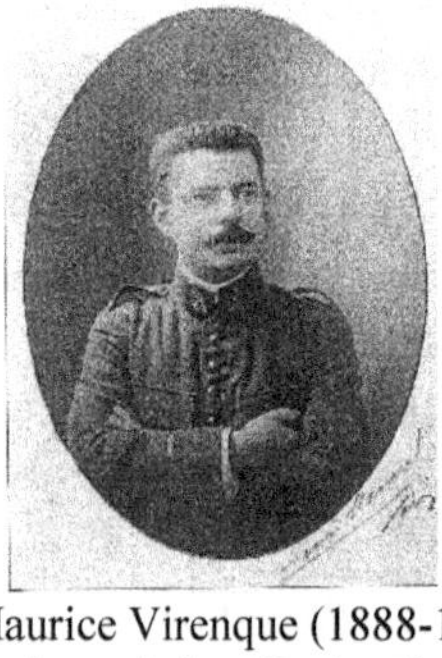

Dr Maurice Virenque (1888-1946)
(Collection privée – Droits réservés).

- Docteur Étienne Rollet (1862-1937). Il a imaginé pour l'extraction des corps étrangers métalliques un électro-aimant géant spécialement utile pour les plaies des yeux.

- Docteur J. Lebedinsky (1873-1933) est un spécialiste de la chirurgie maxillo-faciale de guerre.
- Docteur Henri Delagenière (1858-1930) développe les techniques de greffe ostéopériostique.
- Docteur Pierre Sébileau (1860-1953) met au point avec le Dr Dufourmentel la correction chirurgicale des difformités nasales à l'hôpital Lariboisière.

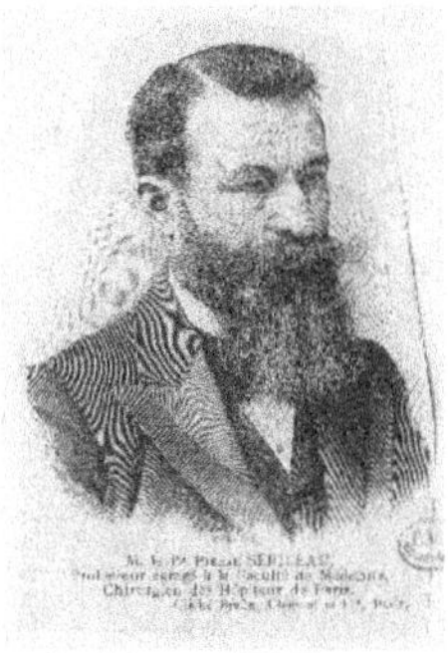

Pr Pierre Sébileau (1860-1953) (© BIU Santé).

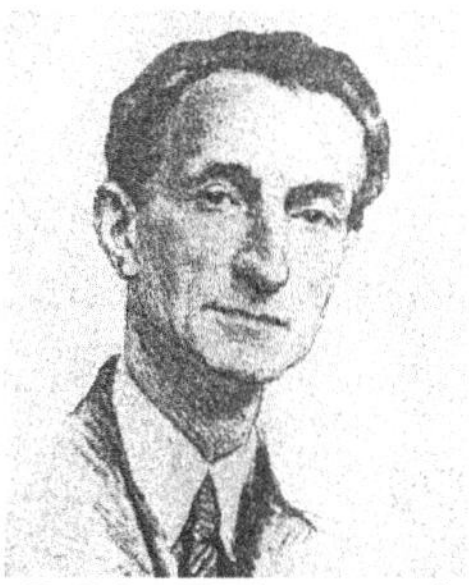

Pr Léon Dufourmentel (1884-1957) (© BIU Santé).

- Docteur Émile Forgue (1860-1943) est responsable du centre maxillo-facial de Montpellier.
- Docteur Louis Léopold Ollier (1830-1900) est le véritable créateur de la chirurgie orthopédique moderne.
- Docteur Émile Moure (1855-1941) initie le premier enseignement officiel ORL.

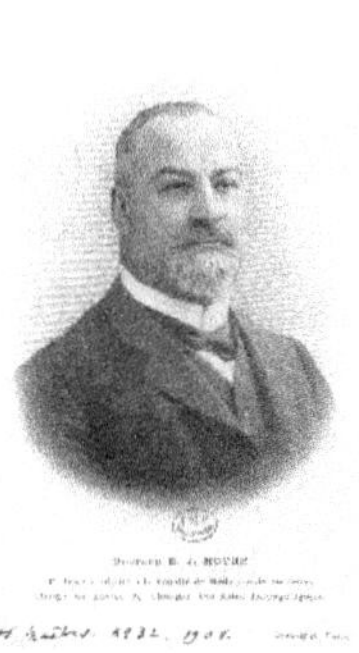

Pr Émile Moure (1855-1941) (© BIU Santé).

- Docteur Albéric Pont (1870-1960), chirurgien-dentiste. Il est le directeur du centre maxillo-facial de Lyon. Il étudie les prothèses maxillaires supérieures et de restauration nasale.

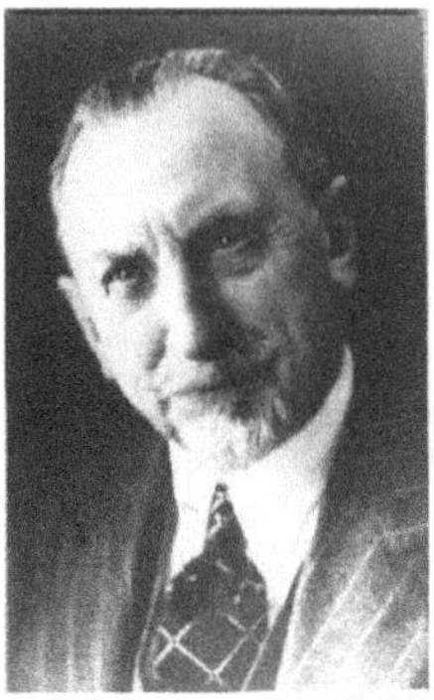

Dr Albéric Pont (1870-1960)
(© Hospices civils de Lyon).

- Docteur Gustave Ginestet (1897-1966). Il se consacre aux blessés de la face et aux blessés maxillo-faciaux.

Dans les reconstructions faciales pendant la Grande Guerre, peu importe les procédés utilisés dans les grands délabrements de la face, les résultats sont le plus souvent décevants. Ceci rejoint les propos du Dr Virenque, chirurgien. Il apprécie les résultats des blessés maxillo-faciaux avec lucidité : *« Depuis vingt ans, il nous a été donné d'examiner un grand nombre de mutilés. Les résultats étaient souvent loin d'être satisfaisants. Les échecs imputables aux errements, aux tâtonnements, et aussi à l'attentisme d'une partie des Services de Santé pendant la guerre, y sont liés. »*

Les chirurgiens n'ont cessé, pendant la Grande Guerre, de prôner un principe qui leur paraît fondamental et qui aurait dû, selon eux, régir leur spécialité : l'indispensable symbiose entre la chirurgie et la prothèse. Or, celle-ci n'a été véritablement admise par tous qu'au cours de l'année 1916.

Les résultats ont pu être absolument désastreux et déterminer des déformations secondaires considérables avec de larges cicatrices lorsque les lambeaux ont été trop péniblement rapprochés. Les blessés de la face de la Grande Guerre ont pu bénéficier, ce que la chirurgie ne pouvait offrir, de près de trente années d'enseignement en restauration prothétique de la face, allant des progrès de l'asepsie permettant de concevoir de nouvelles méthodes de prothèse intrabuccale à la prothèse de Claude Martin, le grand promoteur du traitement prothétique en France qui en a posé les principes généraux. Les blessés ont d'ailleurs contribué tout à fait involontairement à l'élargissement de son champ d'activité. Les chirurgiens ont établi une distinction entre les prothèses immédiates et provisoires d'une part, et les prothèses définitives d'autre part. Les premières ont eu, dans le traitement des blessés maxillo-faciaux, un rôle plus fonctionnel qu'esthétique. Elles ont eu pour but de guider l'évolution des lésions et de permettre aux plaies, et aux fractures de se consolider en bonne position. Les secondes ont répondu à une préoccupation plus esthétique que fonctionnelle. Il a fallu dissimuler les mutilations et donner aux mutilés une apparence plus acceptable.

1- Dans les traitements par la prothèse immédiate, il s'est agi pour le chirurgien de combler le plus rapidement possible, aussitôt après le traumatisme, les parties lésées de la face. Cette méthode préconisée par Claude Martin a été progressivement, puis complètement rejetée, car jugée trop mutilante. La prothèse immédiate a provoqué chez les blessés maxillo-faciaux de graves complications infectieuses, des hémorragies secondaires et des complications tardives, empêchant toute consolidation osseuse des fractures. C'est toute la phase de restauration plastique qui s'en est trouvée compromise. Les prothèses temporaires ou provisoires comportent de moindres risques pour les blessés. Elles doivent favoriser la consolidation des fractures, souvent au terme de longs mois de traitement et au prix de grandes souffrances. Certains de ces appareils prothétiques sont particulièrement pénibles à supporter pour le blessé, comme l'appareil de Kazanjian destiné au soutien externe du nez et des maxillaires. Ce type de prothèse présente de graves inconvénients : « *Ils tournent sur le crâne du côté où la traction s'exerce, expliquait un chirurgien lors du congrès dentaire interallié ; de plus, il y a une déperdition importante de la salive qui épuise le malade ; il ne faut pas recourir à ce genre d'appareils intrabuccaux »*. Le rôle de ces appareils provisoires est de permettre aux blessés de la face de recouvrer la possibilité de mastiquer et de maintenir l'édifice facial en bonne position. Ce traitement prothétique est une étape de la reconstruction des faces meurtries. Le recours à la prothèse définitive intervient lorsque la chirurgie n'a pas su réparer les traumatismes faciaux. L'application de ces prothèses illustre les échecs d'une discipline débutante et certains chirurgiens disent : *« Le malade était affreux avant l'opération, il est maintenant ridicule »*. La chirurgie avec l'aide de divers matériaux essaie de redonner une apparence moins repoussante.

2- La prothèse définitive s'applique surtout aux grands brûlés de la face, car les méthodes de greffes ou d'autoplasties se révèlent moins fiables. Le Dr Pont, responsable du centre chirurgical de Lyon, a présenté un de ces cas dans un rapport : *« Blessé très grièvement par l'explosion d'un caisson de poudre qui lui occasionna de très graves brûlures de la face avec perte du lobule du nez, du pavillon des oreilles, destruction du cuir chevelu, des lèvres, des paupières et perte de la vue, son aspect était atroce »*. Arrivé au centre de Lyon complètement cicatrisé, le Dr Pont lui confectionne une prothèse nasale, des oreilles en pâte plastique et une perruque. *« Cet homme,* écrivait le médecin, *qui ne pouvait sortir auparavant dans la rue sans être poursuivi par une foule aussi horrifiée qu'apitoyée, peut maintenant se montrer en public sans être remarqué. S'il n'a pas repris une physiologie absolument normale,* avoue-t-il, *il n'est pas exagéré de dire qu'il est notablement amélioré »*. Si le Dr Pont s'estime en droit de percevoir une *« amélioration »*. On ne se doute pas que celle-ci ne peut être que très relative. L'emploi de tels subterfuges ne peut suffire à masquer l'horreur, mais seulement à l'atténuer. Les blessés qui présentent des mutilations totales de l'étage moyen ou inférieur de la face sont ainsi condamnés à porter un bandage ou un postiche afin de dissimiler leur blessure. La prothèse faciale définitive recommandée dans leur cas ne donne que des résultats très décevants. Les masques métalliques colorés se révèlent par exemple très disgracieux. La coloration ne correspond pas à celle des tissus voisins, la démarcation reste parfaitement perceptible. De tels masques sont toujours visibles, même à distance. Leur fixation est complexe et leur rigidité, leur poids gênent beaucoup le mutilé. Tous ces inconvénients constituent des obstacles majeurs à leur utilisation. Les blessés qui ont refusé les interventions proposées, par lassitude ou par méfiance vis-à-vis des techniques employées, ou pour ceux chez qui toutes les opérations ont échoué, la prothèse définitive demeure d'un grand secours. *« Les docteurs Bercher et Droubaix notaient que le blessé qui refusait une restauration autoplastique nous demandait de l'appareiller et de lui faire un nez postiche ».* L'appareillage a deux buts : combler la perte de substance en ménageant la fonction respiratoire et en rétablissant la fonction masticatoire. Le nez postiche fixé par deux élastiques a permis d'atteindre le but fonctionnel, mais le blessé porte, pour le reste de ses jours, une prothèse nasale ajoutant à l'atroce, le ridicule.

Les insuccès de la chirurgie reconstructrice ne laissent donc souvent au blessé d'autres choix que la prothèse définitive surtout dans les restaurations du nez. *« Nous devons bien reconnaître,* avouait le docteur Pont, *que la rhinoplastie ne donne pas des résultats parfaits au point de vue esthétique ».* Ces prothèses nasales présentent, pour le blessé, de multiples désavantages d'ordre matériel et esthétique. Par exemple, les mutilés sont contraints de faire presque chaque jour leur orthèse. *« Lorsqu'on expose,* expliquaient les docteurs Rousseau-Décelle et Dubost, *que ces nez ou oreilles devront être remplacés dans les vingt-quatre heures ou deux jours au plus tard, immédia-*

tement leur figure change et la méthode perd pour eux tout intérêt ».

Les prothèses en pâte de gélatine ou en plastique ne peuvent être en effet que d'un emploi éphémère : après quelques heures, la différence de coloration entre la prothèse et la peau est flagrante. Tout ceci oblige le mutilé à un blocage quotidien, particulièrement humiliant. Il reçoit, pour la confection de ces prothèses, des moulages individuels avec une quantité de pâte suffisante pour sa réalisation. *« Or, malgré la facilité et la rapidité avec lesquelles cela peut être fait*, s'étonnait le docteur Pont, *beaucoup de ces hommes par négligence, ne portent leur prothèse que d'une façon exceptionnelle ».* En fait, elles provoquent de graves irritations de la peau dues à la colle et aux frottements, aggravant le discrédit de ces postiches. Elles obligent à en suspendre le port jusqu'à ce que la peau ait retrouvé son état normal. Il en est de même pour le sort de la plupart des nez en vulcanite ou en métal peint. Le docteur Virenque, chirurgien de l'association des « Gueules cassées », affirme, dans son ouvrage en 1940 : *« Nous avons eu l'occasion d'examiner plusieurs blessés présentés devant la commission de réforme et auxquels il avait été délivré de semblables prothèses ; aucun d'eux ne s'en servait ; les uns préférant porter franchement une mutilation glorieuse, les autres se contentant de la dissimuler sous un simple bandage ».*

Au total, les handicapés de la face se trouvent écartelés entre la dissimulation et une certaine forme d'exhibitionnisme. Au final, les blessés maxillo-faciaux ont été soumis à des thérapeutiques très différentes, se soldant par de multiples interventions. La reconstruction de leur visage a réclamé en moyenne deux années de traitement, voire trois ou quatre. Le docteur Virenque a estimé à environ deux ans et demi la durée moyenne d'hospitalisation pour les grands blessés. Pour les combattants du Vietnam, blessés de la face, ce calvaire a demandé, à ces blessés, une patience, une volonté et une ténacité que les échecs ont découragées souvent. Celle-ci a été ramenée à 289 jours, donc trois fois moins qu'en 1919.

Ces échecs ont toutefois permis à la chirurgie restauratrice de la face de réaliser d'immenses progrès et ont favorisé son essor jusqu'à devenir une spécialité à part entière. Les moyens et les compétences existant à l'époque n'ont pu soulager qu'en partie ces blessés de leur obsédante laideur. Le nombre estimé de centres maxillo-faciaux a été compris entre quinze et dix-neuf pendant la Grande Guerre.

Un autre procédé est expérimenté dès 1915 par le Dr Morestin.

Des améliorations…

Trois améliorations ont été apportées :

1- La greffe cartilagineuse

« Ce qui me paraît le plus intéressant à signaler dans le mouvement chirurgical du service, notait le médecin-chef du Val-de-Grâce, *ce sont les greffes de cartilage ». « Les greffes cartilagineuses n'ont été utilisées jusqu'ici que par un très petit nombre de chirurgiens et encore que dans le domaine de la rhinoplastie. J'en ai considérablement élargi les indications. »* Il poursuit : *« Ayant rencontré pendant longtemps de grandes résistances de la part des blessés, je n'ai pu faire qu'une vingtaine de ces opérations, mais encouragé par les résultats qu'ils observent sur leurs camarades, il en est plusieurs qui m'ont spontanément demandé d'être greffés. En tout cas, les refus sont devenus moins fréquents ».*

La méthode de Morestin consiste à prélever du cartilage sur les blessés eux-mêmes. Ces matériaux offrent de multiples avantages : modelage aisé, format commode et courbures naturelles devant favoriser la restauration des faces meurtries. Au point de vue esthétique, elle donne certains résultats, mais elle ne permet pas une consolidation de la mâchoire. Les greffons cartilagineux se laissent façonner, mais ils ont très peu de résistance et finissent par se résorber. Au bout d'un an, le cartilage peut se résorber entièrement. Les blessés se plaignent et souffrent au niveau de la surface de section du cartilage. Ils ne peuvent plus produire des efforts soutenus pour la parole et la mastication comme avant l'opération. Le Dr Morestin communique sur les résultats obtenus : *« Sur 27 blessés opérés du maxillaire inférieur, dix résultats furent bons, sept pas consolidés, deux satisfaisants,*

trois partiels par suite d'élimination de la greffe, trois incomplets par sepsis et deux nuls. Les blessés s'étaient évadés, donc plus du tiers des blessés avaient un résultat nul. »
Le 14 février 1916, le Dr Morestin rapporte dans les *Bulletins et mémoires de la Société de chirurgie de Paris* son expérience. Il fait sacrifier une jeune truie. Ses cartilages costaux sont prélevés avec toutes les précautions pour que ce matériel de greffe soit aseptique. Les prélèvements sont utilisés pour quatre blessés. Toutes les pièces cartilagineuses se sont éliminées. Une expérience identique a été tentée à Marseille avec les mêmes résultats désastreux.

2- Les greffes ostéopériostées

Ce sont les greffes ostéopériostées qui ont constitué le traitement des blessures faciales lors de l'absence de consolidation osseuse des maxillaires. L'instigateur de cette méthode est le Dr Delagénière du centre maxillo-facial du Mans.
En fait, cette technique est une amélioration de la greffe périostique d'Ollier injustement discréditée. Ce chirurgien traitait les pseudarthroses des membres ou refaisait le squelette du nez.
Le Dr Dieulafé de Toulouse écrit : *« Ces blessés sont perdus non seulement pour l'armée, mais pour la société, et nous avons le devoir de tout mettre en œuvre pour leur rendre vitalité... »*
Huit cas de cette technique sont présentés au congrès dentaire interallié de 1916 et il espère ramener à 15 % le nombre de pseudarthroses définitives du maxillaire inférieur. Cette technique est apparue rationnelle, liée à la fonction sécrétante du périoste, seule partie de l'os active. Cette greffe garantissait aux blessés de la face une amélioration de l'esthétique.
Léon Dufourmentel a publié en 1917 : *« Malgré nos succès, nous attendons avant de nous prononcer définitivement. Des blessés ont consolidé contre toute attente. Nous continuons à recourir à la greffe ostéopériostée dans les cas rebelles à la consolidation. »*

3- Les prothèses de la face

La prothèse est un ensemble de petites pièces métalliques capables de remplacer momentanément ou définitivement un organe endommagé ou détruit. Pour la face, il en existe deux

types : les prothèses immédiates, provisoires, temporaires et les prothèses définitives qui tendent à redonner aux blessés un visage acceptable.
Les premières prothèses faciales sont nées au XIXe siècle grâce au dentiste Claude Martin. La première restauration du nez date de 1874. En 1892, la loi Brouardel confère un véritable statut au dentiste en lui imposant le suivi d'une vraie formation en Faculté de médecine sanctionnée par un examen.
Les prothèses temporaires sont des dispositifs de guide, droits, courbes, bombés en forme de bande, de glissière, de gouttière, de coque, en métal léger, en caoutchouc ou en vulcanite. Elles sont propres à chaque cas. Certaines prothèses provisoires combattent les manques, les rétractions, les affaissements. D'autres servent de remplacement osseux et d'autres concourent en union avec un organe défectueux à une activité fonctionnelle. Ces prothèses doivent être positionnées rapidement pour *« éviter certaines difformités du visage »*. Toutefois, elles ne peuvent être prises en charge précocement.
Le Dr Morestin le regrette en 1915 et il écrit dans les *Bulletins et mémoires de la Société de Chirurgie de Paris* : *« Quand les malades arrivent trois à cinq jours après la blessure, le foyer est gravement infecté, l'état général est profondément altéré, les complications pulmonaires guettent... On est obligé de retarder l'application des appareils. »*
Il existe deux sortes de prothèses provisoires et amovibles. Les unes fonctionnent sur le principe d'une augmentation progressive du volume. Elles sont refaites selon l'évolution de la blessure. D'autres prothèses provisoires fonctionnent avec une articulation.
Comme nous l'avons vu, l'histoire des reconstructions du nez est ancienne. L'anomalie de nez, placé au milieu de la figure, est criante. Aussi, il est essentiel de la réparer. La restauration du nez, suite à un défaut d'origine tumorale, traumatique ou congénitale, fait appel à diverses techniques en fonction du siège et de la taille de la perte de substance.

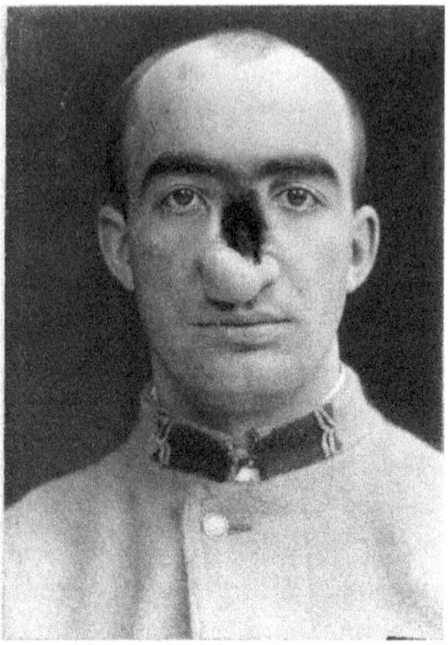

Charles Gouin de face, artilleur, d'affectation inconnue. Blessé en mai 1915. Mutilation faciale par éclat de bombe. Restauration par greffe cartilagineuse et autoplastie. 19 décembre 1915
(ME2021.1, © Musée du Service de santé des armées, Val-de-Grâce, Paris).

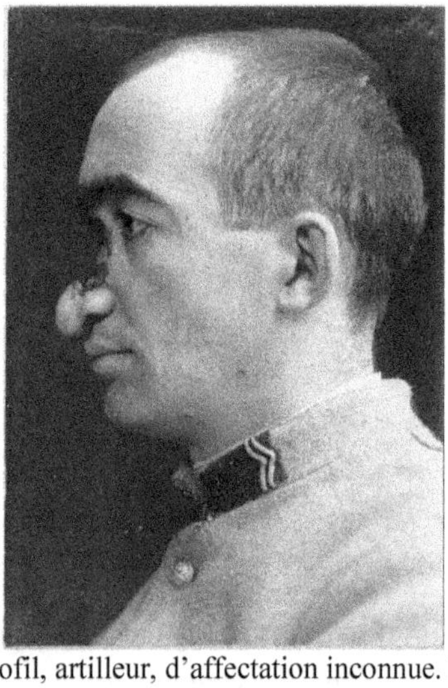

Charles Gouin de profil, artilleur, d'affectation inconnue. Blessé en mai 1915. Mutilation faciale par éclat de bombe. Restauration par greffe cartilagineuse et autoplastie. 19 décembre 1915
(ME2021.2, © Musée du Service de santé des armées, Val-de-Grâce, Paris).

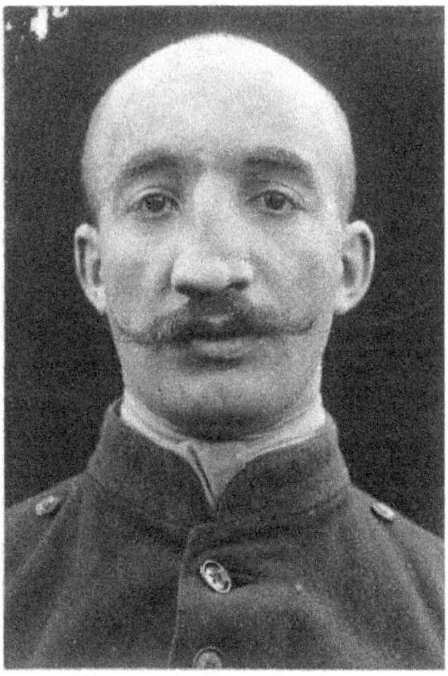
Charles Gouin de face, artilleur, d'affectation inconnue. Blessé en mai 1915. Mutilation faciale par éclat de bombe. Restauration par greffe cartilagineuse et autoplastie. 12 novembre 1916
(ME2021.3, © Musée du Service de santé des armées, Val-de-Grâce, Paris).

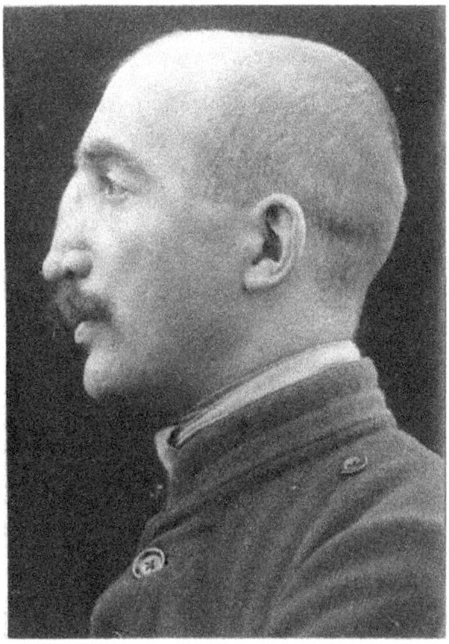
Charles Gouin de profil, artilleur, d'affectation inconnue. Blessé en mai 1915. Mutilation faciale par éclat de bombe. Restauration par greffe cartilagineuse et autoplastie. 12 novembre 1916
(ME2021.4, © Musée du Service de santé des armées, Val-de-Grâce, Paris).

Les « Gueules cassées » en France

par Dr Xavier Riaud

Les « Gueules cassées » sont une institution en France. Ce travail a pour vocation d'étudier succinctement leur récupération sur le front pendant la Guerre 14-18 au milieu des combats, leur évacuation vers les hôpitaux de l'arrière et les traitements chirurgicaux appliqués visant à leur guérison si possible, leur réhabilitation au minimum. Reposant sur divers témoignages et sur des faits établis, cette étude ne s'intéressera *qu'au seul système français* et ne concernera pas les autres pays engagés dans le conflit. Elle se posera bien évidemment la question du devenir de ces grands blessés de la face après la guerre et des infrastructures aménagées dans le but de leur permettre de retrouver un semblant de dignité humaine.

Récupération des blessés au front

L'aspirant Lucien Laby, un médecin français dans les tranchées, décrit parfaitement l'horreur de la prise en charge des blessés de la face. Il fait part de son émoi et de son impuissance face aux défigurations de ses camarades. Ses journées s'écoulent les unes après les autres à faire des pansements sur des plaies sanguinolentes.

C'est le médecin-chef Kazanjian, dentiste et chirurgien maxillo-facial américain d'origine arménienne, qui propose, au Congrès dentaire interallié de 1916 consacré aux divers moyens de réhabilitation des blessés de la face, qui se tient à Paris, que le blessé de la face soit mis *« en position semi-assise pour aider l'irrigation de la bouche, empêcher l'écoulement du sang dans la gorge et diminuer la pression du sang dans la tête. »* Cette position sur le brancard évite l'asphyxie par inhalation de sang et de tissus, et les accidents syncopaux engendrés par l'anémie cérébrale d'une position assise chez celui qui saigne. Il préconise aussi une position latérale. La même année, divers brancards sont inventés dans le respect de ces directives. Ainsi, en sera-t-il, en France, des brancards de Nimier et de Miorcec-Elbert.

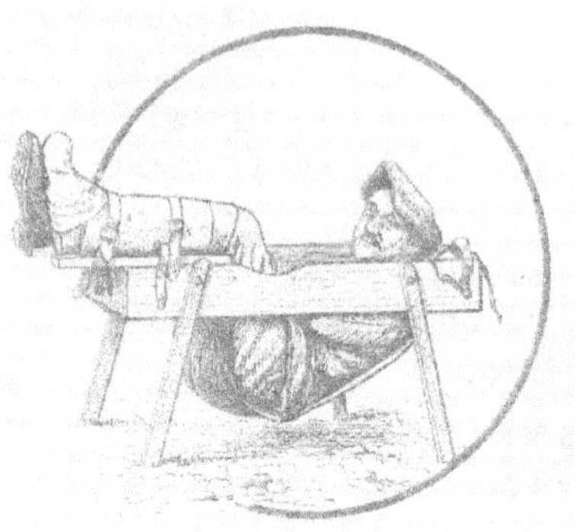

Fig. 1 : Brancard de Nimier.

Des boyaux d'évacuation des blessés sont aménagés pour en faciliter le transport. Ils sont parfois longs de 400 à 500 m. De nombreuses vies humaines ont pu être ainsi sauvées. Le soldat blessé ramené au poste de secours de bataillon a son pansement imbibé de sang, de salive et qui colle à la peau. Les premiers soins effectués sont extrêmement rudimentaires. Ils sont faits dans des abris de fortune par du personnel infirmier souvent dépassé par ces blessures. L'objectif est d'arrêter tous les écoulements de sang, d'immobiliser les fractures et d'appliquer un premier pansement dont chaque soldat est équipé.

Évacuation des blessés vers l'arrière

Si la mutilation est trop importante, le soldat est évacué vers l'arrière. Toutefois, les blessés de la face sont rarement considérés comme prioritaires dans leurs évacuations qui sont jugées le plus souvent inutiles. Ils sont souvent perçus comme des cas désespérés. Au poste de secours central, plus en arrière, les premiers pansements propres sont posés et les premiers soins médicaux dignes de ce nom sont délivrés. L'infection n'y est pas jugulée. Elle est exclusivement de surface. Des injections antitétaniques sont systématiquement effectuées. Pour les blessés de la face présentant un état de déficit nerveux (commotion ou contusion), dits « shockés », il convient de les coucher tête basse, de pratiquer des injections de sérum artificiel et de les réchauffer à l'aide d'un poêle. Pour être évacué, le médecin doit remplir une fiche d'évacuation qui mentionne l'état civil du blessé, le diagnostic de la blessure, le nom du médecin qui est intervenu en premier lieu.

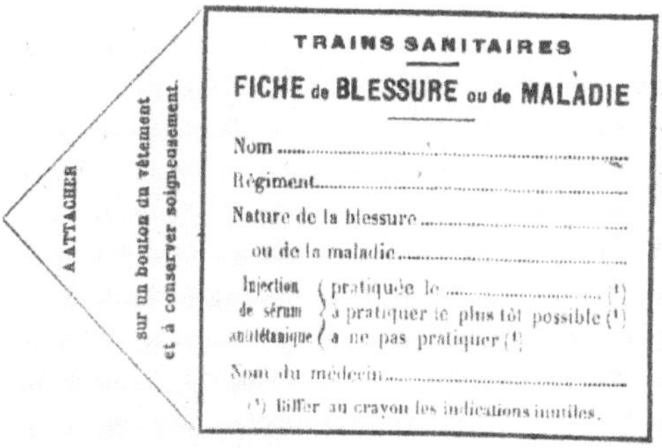
A ATTACHER
sur un bouton du vêtement
et à conserver soigneusement.

TRAINS SANITAIRES

FICHE de BLESSURE ou de MALADIE

Nom ....

Régiment ....

Nature de la blessure ....

ou de la maladie ....

Injection de sérum antitétanique { pratiquée le .... (¹) / à pratiquer le plus tôt possible (¹) / à ne pas pratiquer (¹)

Nom du médecin ....

(¹) Biffer au crayon les indications inutiles.

Fig. 2 : Fiche française d'évacuation des blessés du poste de secours.

L'ambulance constitue l'élément intermédiaire entre le poste de secours et la gare sanitaire. Son objectif majeur est de donner les soins suffisants pour permettre une évacuation rapide. C'est là que sont déployées les premières mesures d'antisepsie. Une équipe maxillo-faciale n'y est ajoutée qu'en 1918.

Toutefois, les délais d'acheminement sont particulièrement longs. Ainsi, en 1915, suite à une étude sur vingt blessés de la face, le Dr Tuffier écrit un rapport dans lequel il donne 42 jours (durée moyenne) à un blessé entre la date effective de sa blessure et son arrivée réelle à l'ambulance. La moitié arrive cinq semaines après et un seul, le jour même. De tels retards génèrent un nombre accru d'interventions réparatrices et une durée d'hospitalisation majorée dans les centres de l'arrière, le problème infectieux étant difficile à enrayer.

Avant leur évacuation de l'ambulance vers un hôpital de l'arrière, les blessés sont triés. La fiche de diagnostic souvent imbibée de sang est inutilisable et donne lieu à un autre examen-diagnostic du médecin en place, d'où une perte de temps supplémentaire. À l'issue de ce tri, les blessés de la face portent une fiche jaune où

est écrite cette notification « C24 » qui désigne la chirurgie maxillo-faciale.
Aussitôt arrivé, le blessé est déshabillé, nettoyé, lavé et rasé. Il est radiographié et est orienté pour des lésions aseptiques ou de septicité moyenne vers une des deux salles chirurgicales. Pour des lésions septiques fortes, il est mis à l'isolement.
La chirurgie immédiate est réduite pour les gueules cassées, car leur état général est assez bon. Il convient toutefois de désinfecter rapidement les plaies.
Le blessé est acheminé vers les centres spécialisés après plusieurs jours de transport par voie ferroviaire, fluviale ou par la route.

Arrivée dans les hôpitaux de l'arrière
Arrivé à l'arrière, les plaies de son visage doivent être examinées. Celles qui n'ont pu être désinfectées antérieurement le sont par traitement opératoire. Après avoir été réconfortés et avoir reçu une alimentation satisfaisante, les malades sont acheminés vers les centres spécialisés de restauration maxillo-faciale. D'ailleurs, le médecin inspecteur général Paul Chavasse, directeur général du service de santé en opération (1914-1917), dans ses instructions du 13 novembre 1914, affirme : *« Il y a grand intérêt à évacuer très rapidement sur les centres hospitaliers désignés par le ministre, les blessés atteints de fractures du maxillaire inférieur, car l'application précoce d'un appareil spécial, fait par un dentiste expérimenté, permet seule d'éviter des déformations irréparables et de pratiquer les autoplasties nécessaires pour réparer les pertes de substance des parties molles. »*
À partir de 1917, les statistiques de guérison augmentent de façon très significative. Les chirurgiens s'accordent pour reconnaître une amélioration très sensible des résultats opératoires, qui est attribuée aux conditions de transport et aux délais de rapatriements vers les centres de chirurgie. Certains médecins affirment que : *« La cause essentielle de l'amélioration dans nos résultats est incontestablement la précocité plus grande de nos interventions. (...) Il y a un progrès dans l'évacuation de nos blessés ; ceux-ci nous arrivent en moyenne quatre heures et demie après la blessure. »*

Vers l'intérieur, un classement par ordre de gravité est mis en place : les fiches rouges désignent les blessés graves relevant de la chirurgie générale (les plaies du crâne sont concernées) ; les fiches blanches, les blessés relevant d'une spécialité (cavités de la face…), etc.
Les centres de chirurgie réparatrice maxillo-faciale reçoivent en dernier lieu les blessés du visage. Ces derniers sont cicatrisés ou en voie de cicatrisation. Ces centres ont souvent été ouverts sous l'impulsion des chefs d'hôpitaux comme Morestin au Val-de-Grâce. Il n'y a pas de modèle type, pas de corrélation entre eux, pas de lien avec les infrastructures de l'avant.
Dans les hôpitaux, les blessés portent des bandages cachant les plaies difformes, dont la guérison n'est réalisée qu'au prix de nombreuses opérations et de longs mois de cicatrisation. Mais, le poids moral de ces séquelles a été tout aussi important que les traces visibles sur les corps déchirés par les combats.
Au maxillaire inférieur, les pertes de substances de grande étendue posent le problème des complications liées à la conservation et à l'emploi de brides cicatricielles ou encore des difficultés inhérentes à la rééducation orthophonique des victimes de guerre. Les greffes ostéopériostées connaissent un essor remarquable. Leur indication est de plus en plus fréquente. Les grands brûlés de la face sont traités en combinant les techniques de massage et d'électrothérapie aux séances de radiothérapie ou encore aux applications de radium.
Les revues professionnelles présentent les résultats favorables obtenus dans le domaine de la chirurgie plastique de la face et les succès enregistrés en matière de prothèse auriculaire.
Les cas soignés par le dentiste Albéric Pont, chef du centre de chirurgie maxillo-faciale de Lyon, sont tout à fait admirables. Albéric Pont a créé ainsi le deuxième centre de chirurgie maxillo-faciale en France avec ses propres deniers, bien qu'une souscription de l'État soit venue l'appuyer, les soins étant délivrés aux soldats gratuitement et sur ordre du gouvernement.
Bien que ses prothèses n'aient pas eu la prétention d'être des prothèses de longue durée, Pont devient le spécialiste incontestable et incontournable des restaurations prothétiques plastiques réalisées à partir d'une pâte à base de gélatine.

L'esthétique des prothèses maxillo-faciales évolue favorablement avec l'apparition d'appareils en acétate de cellulose. En 1917, Bozo soumet ce matériau aux mêmes contraintes que le celluloïd et confectionne une oreille de remplacement esthétiquement fiable.

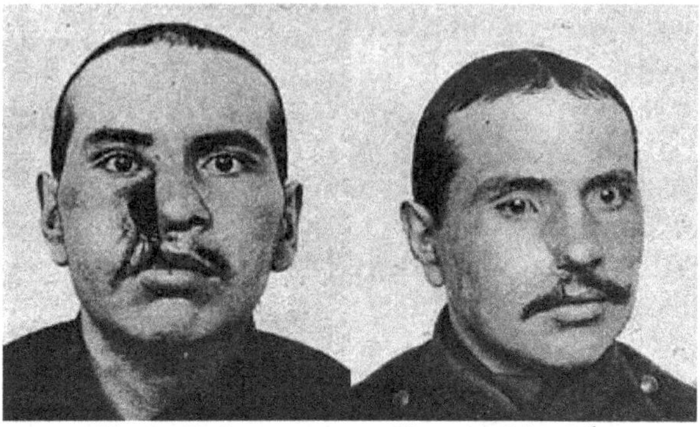

Fig. 3 : Traitement par greffe ostéopériostée[6].
Soldat français, blessé à la face pendant les combats, opéré à l'hôpital du Val-de-Grâce par le professeur Morestin. Suivi photographique de l'évolution du traitement.

Statistiques

Sur 8 000 000 de mobilisés, il y a 2 800 000 Français blessés[7]. 11 à 14 % l'ont été au visage et parmi eux, 10 à 15 000 sont de grands blessés de la face.

---

[6] Musée du Service de santé des armées, Val-de-Grâce, Paris, 2007 (© Musée du Service de santé des armées, Val-de-Grâce, Paris). Du 22 février au 15 juin 1916, l'hôpital de Vadelaincourt à Verdun a accueilli 10 800 blessés dont 10 080 par éclat d'obus, 453 par balles et 247 par grenades. Parmi ces 10 800 blessés, il avait 2 670 plaies de la face. Jacques Sarazin, "Les médecins et la bataille de Verdun 21 février-16 décembre 1916", *Histoire des Sciences médicales*, 36 (avril-mai-juin 2002), n°2 : 142.

[7] Long, "Les blessés de la face". 178-183. À Brocourt près de Verdun, l'ambulance 6/13 dirigée par le Professeur Couvelaire a des statistiques aussi éloquentes. Du 16 mars au 1er avril 1916, son ambulance traite 797 blessures par éclat d'obus, 77 par balles et 11 par grenades. Parmi ces 885 blessés, il y a 157 plaies du crâne et 86 de la face et du cou. À Verdun, 140 000 hommes sont blessés lors des 130 premiers jours. 28 % des blessures sont à la tête. Jean-Jacques Ferrandis, "Le Service de santé durant la bataille de Verdun", *Histoire des Sciences médicales*, 36 (avril-mai-juin 2002), n°2 : 153, 156.

Image forte lors de la signature de l'Armistice

L'Armistice est signé le 11 novembre 1918. Mais, si la fin des combats est décrétée, cela ne signifie pas pour autant la fin de la guerre. Ce n'est que le 28 juin 1919 que les officiels se réunissent au château de Versailles pour approuver le Traité de la Paix. C'est Clemenceau lui-même qui décide d'associer de grands blessés à cette cérémonie à laquelle il souhaite apporter toute la solennité de rigueur. Le Gouverneur de Paris est au préalable mandaté pour entrer en contact avec le professeur Hippolyte Morestin du service de chirurgie maxillo-faciale de l'hôpital du Val-de-Grâce de Paris afin de désigner une délégation de cinq blessés. Ce service a été affecté au début de la guerre aux grands blessés du visage. Il constitue le premier service de chirurgie maxillo-faciale de France. C'est la circulaire n°14 198 C/7 du 10 novembre 1914 intitulée *« Organisation de Services spéciaux de stomatologie de prothèse maxillo-faciale et de restauration de la face »* et rédigée à Bordeaux qui décrète l'ouverture de trois centres de stomatologie, et de prothèse maxillo-faciale à Paris, qui existait avant 1914, à Lyon et à Bordeaux.

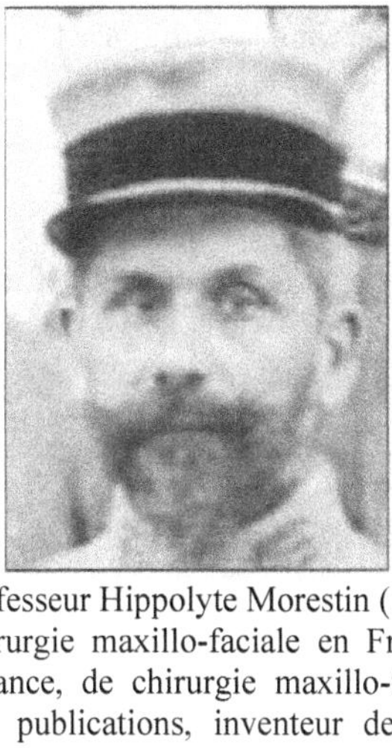

Fig. 4 : Professeur Hippolyte Morestin (1869-1919)[8].

Grand ponte de la chirurgie maxillo-faciale en France, Morestin fonde le premier hôpital, en France, de chirurgie maxillo-faciale au Val-de-Grâce. Auteur de nombreuses publications, inventeur de nombreuses techniques chirurgicales, son abnégation au service de ses blessés est légendaire. Il meurt après la guerre, emporté par la grippe espagnole.

[8] Musée du Service de santé des armées, Val-de-Grâce, Paris, 2007 (© Musée du Service de santé des armées, Val-de-Grâce, Paris).

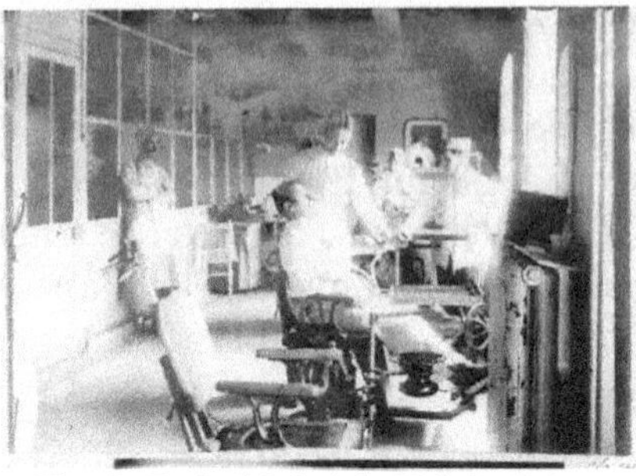

Fig. 5 : Paris, hôpital du Val-de-Grâce.
Salle de clinique du service de Stomatologie[9].

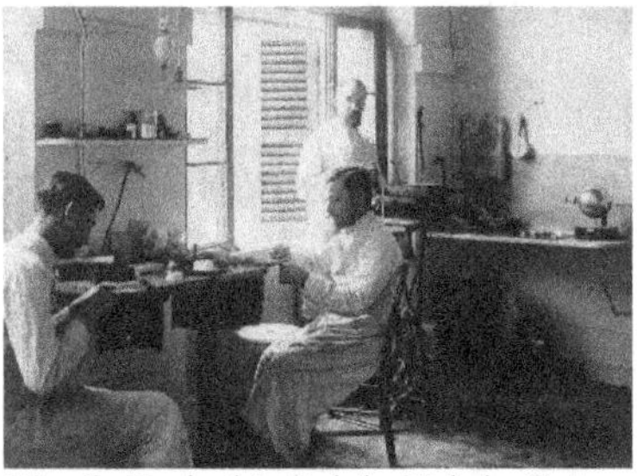

Fig. 6 : Paris, hôpital du Val-de-Grâce.
Deuxième laboratoire de prothèse dans le nouveau local[10].

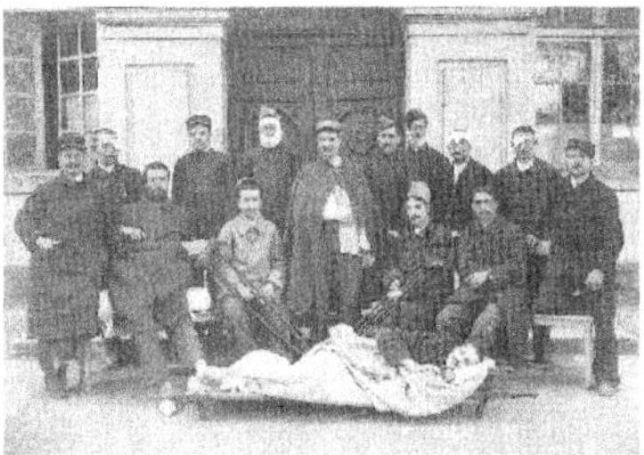

Fig. 7 : Paris, hôpital du Val-de-Grâce.
V[e] division des blessés de la face[11].

[9] Musée du Service de santé des armées, Val-de-Grâce, Paris, 2007 (© Musée du Service de santé des armées, Val-de-Grâce, Paris).
[10] Musée du Service de santé des armées, Paris, 2007 (© Musée du Service de santé des armées, Val-de-Grâce, Paris).
[11] Musée du Service de santé des armées, Val-de-Grâce, Paris, 2007 (© Musée du Service de santé des armées, Val-de-Grâce, Paris).

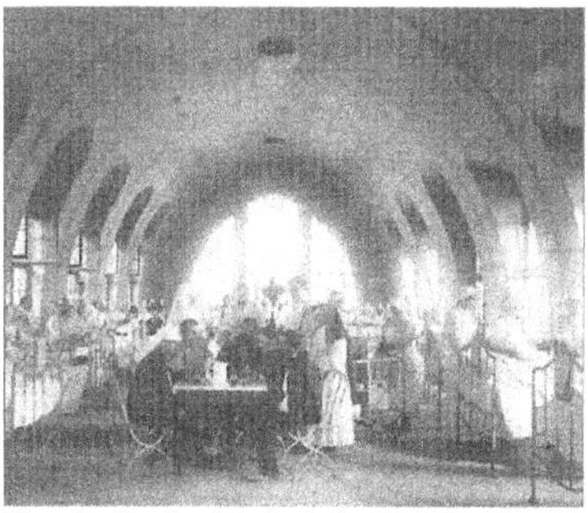

Fig. 8 : Paris, hôpital du Val-de-Grâce.
Salle commune des blessés de la face[12].

Le médecin-chef Morestin (1869-1919) porte aussitôt son choix sur l'un des plus anciens blessés de son service : le dénommé Albert Jugon qui est hospitalisé depuis plus de quatre ans et qui a été un des premiers admis au Val-de-Grâce. La solidarité entre malades étant de mise, Jugon a connu tous ses compagnons d'infortune depuis l'ouverture du service. Après celui-ci, le médecin désigne quatre autres mutilés : Eugène Hébert du 315e régiment d'infanterie qui est décédé en 1957, Henri Agogué du 4e bataillon de chasseurs à pied qui est mort en 1935, Pierre Richard du 102e bataillon de chasseurs à pied qui a disparu en 1965 et André Cavalier du 2e zouave, blessé à Dixmude en 1915 et décédé en 1976.

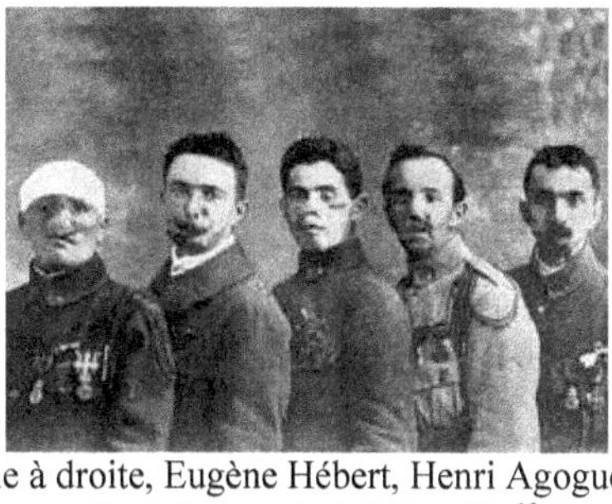

Fig. 9 : De gauche à droite, Eugène Hébert, Henri Agogué, Pierre Richard, Albert Jugon, André Cavalier[13].

---

[12] Musée du Service de santé des armées, Val-de-Grâce, Paris, 2007 (© Musée du Service de santé des armées, Val-de-Grâce, Paris).

[13] Union des Blessés de la Face et de la Tête (UBF), communication personnelle de l'association, Paris, 2006.

Chaque plénipotentiaire a dû défiler devant eux avant de signer le Traité.

Fondation de l'Union des Blessés de la Face et de la Tête (UBF)
De retour dans sa famille, le blessé de la face se retrouve laissé pour compte et souvent mis à l'écart. Quelquefois, des difficultés matérielles surgissent. En juin 1921, Bienaimé Jourdain et Albert Jugon convient, à la salle des fêtes du *Journal de Paris*, leurs anciens camarades. L'Union des Blessés de la Face (UBF) vient de naître. Leur président sera l'un d'entre eux. Il s'agit du colonel Picot. Le vice-président est Bienaimé Jourdain. Albert Jugon en assume le secrétariat.
Leur premier combat est bien évidemment l'attribution de pensions d'invalidité pour les mutilés de la face. Le préjudice de défiguration n'est hélas reconnu par le gouvernement français qu'en 1925. Il concerne tous les blessés de la face du conflit et est attribué systématiquement, peu importe le délai après la guerre où la démarche d'obtention est faite. En 1927, l'association achète un domaine grâce à une souscription ouverte en 1925. C'est un château situé à quarante kilomètres de Paris, dans le village de Moussy-le-Vieux en Seine-et-Marne. L'inauguration a lieu le 20 juin 1927, en présence du président de la République Paul Doumergue.

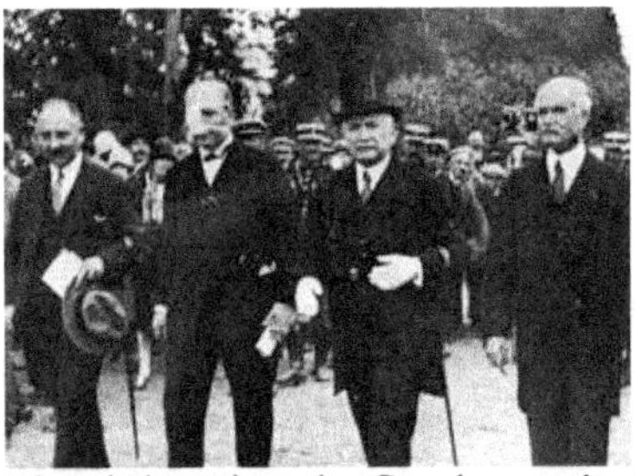

Fig. 10 : L'inauguration de la maison des Gueules cassées le 20 juin 1927 (de droite à gauche : colonel Picot, Président Doumergue, Bienaimé Jourdain)[14].

[14] Union des Blessés de la Face et de la Tête (UBF), communication personnelle de l'association, Paris, 2006.

Cette maison est ouverte définitivement aux plus atteints et leurs familles, et temporairement aux convalescents. La vie quotidienne est axée sur l'exploitation agricole du domaine. Les enfants des « Gueules cassées » ont pu aussi profiter de la maison par le biais des colonies de vacances mises en place par l'UBF.
Sous l'impulsion du colonel Brunschwig, autre blessé de la face, l'association se donne une indépendance financière en organisant des bals, des galas de charité et des mécénats divers, comme celui particulièrement marquant d'une riche Américaine.
En 1933, le dixième des sommes recueillies par la Loterie nationale est remis à l'UBF.
En 1934, cette dernière acquiert une deuxième maison à Coudon dans le Var.

Aujourd'hui, l'UBF est une association toujours pérenne. Cette association a ouvert ses portes aux blessés de la face des autres conflits du XXe siècle. Aujourd'hui, l'association détient 9,2 % des actions de la Française des jeux. Avec l'argent ainsi obtenu, elle aide ses membres, réhabilite les maisons de retraite et sauvegarde la mémoire en participant au mémorial de Verdun. Elle apporte aussi son soutien à la recherche médicale, à la chirurgie réparatrice notamment et apporte sa contribution à l'humanitaire en appuyant les démarches des Médecins du Monde. De 10 000 à l'origine, les effectifs des blessés rattachés à l'UBF sont passés à 3 000 en 1996.

Références bibliographiques :

François-Eric Domeck, *Les « Gueules cassées » de la Grande Guerre. Réhabilitation prothétique et chirurgicale : vers une identité retrouvée* (Lille 2, Thèse Doct. Chir. Dent., 2006).
François-Xavier Long, "Les blessés de la face durant la Grande Guerre : les origines de la chirurgie maxillo-faciale", *Histoire des Sciences médicales*, 36 (avril-mai-juin 2002), n°2 : 178-183.
Jacques Sarazin, "Les médecins et la bataille de Verdun 21 février-16 décembre 1916", *Histoire des Sciences médicales*, 36 (avril-mai-juin 2002), n°2.

Jean-Jacques Ferrandis, "Le Service de santé durant la bataille de Verdun", *Histoire des Sciences médicales*, 36 (avril-mai-juin 2002), n°2.
Jean-Marie Milleliri, *La médecine militaire en cartes postales 1880-1930* (Paris, Bernard Giovanangeli, 2003).
Marguerite Zimmer, "Petite Histoire de l'Art dentaire : des origines à nos jours - De 1910 à 1920", *Actes de la Société française d'histoire de l'art dentaire*, sans date, http://www.biusante.parisdescartes.fr.
Musée du service de santé des armées au Val-de-Grâce, communication personnelle, Paris, 2007.
Sophie Delaporte et Stéphane Audouin-Rouzeau, *Les carnets de l'aspirant Laby, médecin dans les tranchées* (Paris, Bayard, 2001).
Sophie Delaporte, *Les médecins dans la Grande Guerre 1914-1918* (Paris, Bayard, 2003).
Sophie Delaporte, *Gueules cassées de la Grande Guerre* (Paris, Agnès Viénot, 2004).
Union des Blessés de la Face et de la Tête (UBF), communication personnelle, Paris, 2006.
Xavier Riaud, *Première Guerre mondiale et stomatologie : des praticiens d'exception…* (Paris, L'Harmattan, Collection Médecine à travers les siècles, 2008).
Xavier Riaud, *Pionniers de la chirurgie maxillo-faciale (1914-1918)* (Paris, L'Harmattan, Collection Médecine à travers les siècles, 2010).

S'il ne devait rester qu'un as de la chirurgie maxillo-faciale...

par Dr Xavier Riaud

Dans un livre intitulé *Pionniers de la chirurgie maxillo-faciale (1914-1918)*[15] paru en 2010, nous nous sommes appliqué à raconter l'histoire des plus grands chirurgiens maxillo-faciaux de la Grande Guerre, en France comme à l'étranger. Nous avions fait le triste constat qu'on citait leurs techniques de prédilection en y associant leurs noms sans jamais savoir qui ils étaient en définitive. Oubliés de l'histoire, il nous a semblé primordial de rappeler dans un opus qui étaient ces grands praticiens afin que tout le monde se souvienne. Dans le présent ouvrage, nous ne pouvons pas tous les citer malheureusement. Ce n'est pas l'objectif du livre. Aussi, nous sommes-nous limité à un seul. S'il ne devait rester qu'un as de la chirurgie maxillo-faciale, ce serait incontestablement Hippolyte Morestin à nos yeux, mais cela n'engage que nous bien évidemment.

Hippolyte Morestin (1869-1919) est né à Basse-Pointe en Martinique dans les Antilles. Il est le fils d'un médecin qui décède en 1902 suite à une éruption volcanique qui fait 25 000 victimes. Sur le continent, Hippolyte est décrit comme un jeune homme *« calme, lunatique et malheureusement solitaire. »* Lorsqu'il arrive à Paris, il met très peu de temps pour atteindre les fonctions qu'il occupe au début de la guerre. Ainsi, est-il professeur d'anatomie à la Faculté de Paris.

---

15 Riaud Xavier, *Pionniers de la chirurgie maxillo-faciale (1914-1918)*, L'Harmattan (éd.), Collection Médecine à travers les siècles, Paris, 2010.

Très intéressé par l'étude du cancer de la langue, il met tout le temps et le soin requis à ses dissections cervicales. Par contre, il se montre rapide et brutal dans la seconde étape : la glossectomie, proprement dite, exécutée sous anesthésie incomplète. Le grand problème, pour lui, a donc été de trouver une technique d'anesthésie adéquate.
À propos des cancers labio-bucco-pharyngés et maxillaires, la chirurgie large a été introduite en 1899, par Morestin. Avec le rebord alvéolaire du maxillaire inférieur, il enlevait, en bloc, tous les tissus mous contenus dans l'auge sous-maxillaire. L'opération, dite de Morestin, définie comme *« opération du cancer du plancher de la cavité buccale »*, a été ensuite modifiée et améliorée, mais est toujours connue.
Lors des interventions, pour empêcher le sang de pénétrer dans les voies aériennes, il constate que la pompe à salive des dentistes est beaucoup trop faible pour être utilisée. Aussi, Morestin fait construire en 1902, un appareillage susceptible de remplacer les éponges qui s'imbibent du sang épanché dans le pharynx. Il conçoit pour aspirer le sang et la salive, une pompe électrique puissante, branchée sur une canule.

La circulaire n°14 198 C/7 *« Organisation de Services spéciaux de stomatologie de prothèse maxillo-faciale et de restauration de la face »* rédigée à Bordeaux, le 10 novembre 1914, annonce la création de trois centres de chirurgie maxillo-faciale : Paris, Bordeaux et Lyon. À Paris, l'hôpital du Val-de-Grâce existait déjà avant le début de la guerre. Il est réaménagé et agrandi en fonction des besoins dévolus à la guerre, ce qui fait de lui, le premier centre de chirurgie maxillo-faciale de France.
Dès le début du conflit, alors chef du service ORL à l'hôpital Saint-Louis de Paris, Morestin travaille à l'hôpital du Val-de-Grâce. Il y organise la Vème division des blessés de la face au sein du service de chirurgie générale, division qu'il dirige à partir du 14 décembre 1914. Son efficacité est telle qu'entre le 17 mars 1914 et le 30 octobre 1918, il publie pas moins de 45 articles dans les *Bulletins et mémoires de la société de chirurgie de Paris* sans oublier quelques contributions à des ouvrages médicaux. Chacun de ses textes étudie de manière approfondie toutes les étapes

techniques et anatomiques de la chirurgie de reconstruction faciale.
Morestin était convaincu qu'une peau large et du tissu sous-cutané étaient bénéfiques à la fermeture des blessures, et que cette dernière pouvait se matérialiser sans nécrose. De même, il a initié le concept de multiplier les incisions partielles pour le traitement d'une lésion de large ampleur.
En 1914, Morestin se rend à New York pour le congrès international de chirurgie. Il y défend avec conviction les greffes cartilagineuses. Il est fermement opposé aux greffes cutanées libres.
En juin 1915, Gillies, le célèbre chirurgien maxillo-facial anglais, qui lui rend visite, dit de lui : *« Je restais fasciné de le voir enlever la moitié d'un visage avec un horrible cancer et ensuite, de le voir adroitement rabattre un volet de la peau du cou pour reconstruire pas seulement la joue, mais aussi le côté du nez et de la lèvre, ceci en un seul temps. »*
C'est d'ailleurs à cette même époque que Morestin réalise la première greffe cartilagineuse. La méthode utilisée à cet effet porte d'ailleurs son nom.
En 1915 toujours, dans le *Bulletin de la société de chirurgie de Paris*, Morestin déplore le manque de suivi dentaire dans la vie des appelés, et plus particulièrement ceux dans les tranchées, ce qui complique d'autant, selon lui, les restaurations maxillo-faciales.
Le 20 janvier 1916, suite aux démarches entreprises par 5 dentistes, dont 3 Américains et 2 Français, dans le but de désengorger le Val-de-Grâce, l'American Face and Jaw Hospital ouvre ses portes. Le matériel neuf est fourni par la maison américaine S. S. White et par les Sœurs de l'Assomption. Le professeur Morestin en devient, à titre militaire, le chirurgien en chef, tout en conservant ses responsabilités au Val-de-Grâce.
Seulement, Morestin refuse de travailler d'égal à égal avec les dentistes. *« Je ne veux d'eux que comme « mécaniciens » auxquels je ferai appel quand il me plaira et uniquement quand j'en aurai besoin ».* Malgré toutes les tentatives pour tenter de le convaincre, malgré l'intervention personnelle de l'ambassadeur américain et devant le refus des autorités de céder à ses exigences, le professeur Morestin a fini par ne plus venir à

l'hôpital. Cette situation aurait pu être tragique pour les blessés. D'ailleurs, elle l'a été en ce sens que beaucoup d'entre eux auraient pu voir leur état amélioré, ce qui n'a malheureusement pas été le cas. L'American Face and Jaw Hospital a fermé ses portes avant qu'un successeur à Morestin ne soit nommé.

Le 13 mars 1917, Morestin présente ce qu'il appelle les *« autoplasties par jeu de patience »* devant l'Académie de médecine. Ce sont des autoplasties sans apport de tissu étranger à la région, sans prélèvement de lambeau dans le voisinage ou à distance.

Usuellement, Morestin était dédaigneux des services des dentistes. Il estimait *« qu'il pouvait tout faire avec un scalpel »*. Toutefois, il a observé que, malgré ses reconstructions de mentons, les malades restaient sévèrement déformés. Constatant cela, il a pu apprécier les travaux de prothèses du Dr Kelsey Fry, célèbre dentiste anglais. Les résultats esthétiques ainsi obtenus s'en sont aussitôt ressentis.

En 1918, dans son livre remarquable intitulé *Les blessures de la face*, Morestin refuse de pratiquer des greffes épidermiques ou dermoépidermiques.

Le 28 juin 1919, les officiels se réunissent au château de Versailles pour approuver le Traité de la Paix. Clemenceau (1841-1929) souhaite associer de grands blessés à cet événement. Comme nous l'avons déjà signalé, il mandate le Gouverneur de Paris pour entrer en contact avec le médecin-chef du service de chirurgie maxillo-faciale de l'hôpital du Val-de-Grâce afin de désigner une délégation de cinq blessés. C'est Morestin qui choisit le premier d'entre eux, Albert Jugon (1890-1959) qui est hospitalisé depuis plus de quatre ans et a été un des premiers à avoir été admis dans son service, un des fondateurs de l'Union des blessés de la face et de la tête (1921). C'est encore Morestin qui nomme les quatre autres.

En 1919, âgé de 49 ans, Hippolyte Morestin est mort de complications pulmonaires résultant de l'épidémie de grippe espagnole (1918-1919).

Il laisse derrière lui 634 articles et communications, et un livre de référence.

À sa mort, il est unanimement reconnu comme un des pères de la chirurgie maxillo-faciale et esthétique dans le monde. Sa notoriété est si importante qu'au cours d'un voyage aux États-Unis (1914 ?), Al Capone (1899-1947), le célèbre parrain de la mafia de Chicago, exige de n'être soigné que par lui. Il a soigné également Sarah Bernhardt (1844-1923), la célèbre actrice. Morestin a aussi reçu dans son service de nombreux confrères étrangers venus assister à des démonstrations de ses procédés de restauration. Il laisse derrière lui des disciples illustres (notamment Raymond Passot, Suzanne Noël, ou encore Léon Dufourmentel qui lui succède en 1919 au Val-de-Grâce, « pères » fondateurs de la chirurgie esthétique, mais aussi Thierry de Martel, un des précurseurs de la neurochirurgie). De taille moyenne, il est reconnu d'une générosité absolue envers ses patients, mais vis-à-vis de ses confrères, il s'est révélé souvent lunatique et d'une extrême prétention. Les infirmières travaillant pour lui étaient remplies d'admiration pour son dévouement et son abnégation sans limites pour ses malades. Toutefois, beaucoup gardent également en mémoire sa curiosité scientifique sans cesse renouvelée, sa soif de connaissances, et sa puissance de travail extraordinaire. S'il n'a pas été le premier à s'essayer à la chirurgie maxillo-faciale, il a été indiscutablement le premier à s'essayer à toutes les spécialités complémentaires et attenantes à celle-ci, y compris l'odontologie. Il avait parfaitement compris que, dans toute intervention chirurgicale, même la plus simple, il devait y avoir une approche esthétique.

Références bibliographiques :

Backstein Richard & Hinek Anne, « War and Medicine: The origin of Plastic Surgery », in *Historical Review*, http://www.umj.org, sans date.

Brophy Truman, « Fifty Years Observation of Oral Surgery », in *Journal of the National Dental Association*, July 1922, 9 : 7.

Caliot Vincent, *Rôle des chirurgiens-dentistes français aux armées durant la Première Guerre mondiale (1914-1918)*, Thèse Doct. Chir. Dent., Bordeaux II, 1993.

Converse John, « Plastic surgery : The Twentieth Century, the Period of Growth (1914-1939) », in *Surgical Clinics of North America*, April 1967, 47 : 2.

Delaporte Sophie, *Gueules cassées de la Grande Guerre*, Agnès Viénot (éd.), Paris, 2004.
Deranian Martin, *Miracle Man of the Western Front*, Chandler House Press, Worcester, 2007.
Domeck François-Eric, *Les « Gueules cassées » de la Grande Guerre. Réhabilitation prothétique et chirurgicale : vers une identité retrouvée*, Thèse Doct. Chir. Dent., Lille 2, 2006.
Ferret-Dussart Karine, *La chirurgie maxillo-faciale à travers l'histoire*, Glyphe et Biotem (éd.), Collection Société, histoire et médecine, Paris, 2004.
Lalardrie J. P., « Hippolyte Morestin (1869-1918) », in *Br. J. Plast. Surg.*, Jan. 1972 ; 25 (1) : 39-41.
Lamendin Henri, *Praticiens de l'art dentaire du XIVe au XXe siècle (Recueil d'anecdodontes)*, L'Harmattan (éd.), Collection Médecine à travers les siècles, Paris, 2006.
Larcan Alain & Ferrandis Jean-Jacques, *Le service de santé aux armées pendant la Première Guerre mondiale*, LBM (éd.), Paris, 2008.
Monestier Martin, *Les Gueules cassées, les médecins de l'Impossible (1914-1918)*, Le Cherche Midi (éd.), Paris, 2009.
Musée du service de santé des armées au Val-de-Grâce, communication personnelle, Paris, 2006, 2007 et 2009.
Riaud Xavier, *Première Guerre mondiale et stomatologie : des praticiens d'exception...*, L'Harmattan (éd.), Collection Médecine à travers les siècles, Paris, 2008.
Union des blessés de la face et de la tête, communication personnelle, Paris, 2006.

Les masques d'Anna Coleman Ladd (1878-1939)
par Dr Xavier Riaud

La Première Guerre mondiale a vu des millions de jeunes hommes mourir. La violence des combats (tranchées) et les nouvelles armes (mortiers, obus, shrapnels, etc.) qui ont été utilisées ont provoqué l'apparition de blessures nouvelles, comme celles de la face notamment : à la fois visibles et honteuses pour les hommes atteints dans leur chair et répugnantes, et effrayantes pour ceux qui les contemplaient. Les autorités demandaient à ces hommes d'ailleurs de ne pas trop sortir de chez eux pour ne pas affecter le moral du pays.

On en a dénombré environ 15 000 en France, 20 000 en Angleterre.

Si des médecins extraordinaires ont officié et obtenu des résultats fabuleux, leurs techniques sont hélas encore balbutiantes et ces mutilations sont parfois si marquées qu'ils n'ont pas pu, hélas, toujours aboutir. Dans ces cas extrêmes, des artistes ont été sollicités qui ont réalisé des masques, véritables œuvres d'art, qui ont ainsi restitué un peu de leur humanité à ces hommes qui ont tout donné au service de leur pays et qui trop souvent ont été entrevus comme des monstres à leur retour du front.

À Londres, le sculpteur Francis Derwent Wood confectionne des masques pour les soldats anglais défigurés. Des centaines d'entre eux en bénéficieront de 1917 à 1919.

Anna Coleman Ladd naît à Philadelphie le 15 juillet 1878. Elle étudie la sculpture à Paris, puis à Rome, dans des écoles privées. Son travail est essentiellement concentré sur des personnages de mythologie. Nombreux sont ceux qui ornent des fontaines.

En 1905, elle épouse le Dr Maynard Ladd, médecin de profession, et s'installe à Boston.

En décembre 1917, Anna arrive à Paris où séjourne déjà son mari, médecin parti en France pour soigner les blessés de guerre. Elle s'intéresse alors aux Gueules cassées françaises qu'elle dénomme élégamment des « brave faceless ones » (courageux sans visage).
Elle rencontre Wood en Angleterre qui l'encourage à faire comme elle et prend conseil auprès de lui sur ses méthodes. Elle entretient par la suite une vraie correspondance avec le Britannique qui lui enseigne ses procédés. Elle s'inspire ouvertement du *Tin Noses Shop* de l'Anglais (magasin de nez en étain) siégeant à Londres en 1917.
Peu de temps après, Anna Coleman ouvre un studio en collaboration avec la Croix-Rouge américaine, qui le finance, dans la capitale française. Ce studio portera le nom de *Studio for Portrait Masks*. Elle veut ce local chaleureux et rassurant pour ces grands mutilés. Ils sont ainsi reçus dans un endroit bardé de couleurs, de drapeaux et de fleurs. La sculptrice leur sert un café, un chocolat ou un thé. Au cours de la discussion qui s'ensuit, elle cherche à en savoir plus sur eux, leurs familles, leurs habitudes.
Comme elle l'assure avec conviction, *« Notre travail commence lorsque le chirurgien a terminé le sien. Nous ne prétendons pas guérir. Après le départ de l'homme blessé de l'hôpital, nous commençons notre traitement. Bien sûr, la principale difficulté de la fabrication de ces masques est de faire correspondre les deux côtés du visage et de restaurer les traits afin d'éviter tout aspect grotesque du revêtement. Un masque qui ne ressemblerait pas à l'individu tel qu'il était connu de ses proches serait presque aussi mauvais que la défiguration elle-même. »*
Elle étudie ces hommes et essaie de définir des expressions du visage qu'ils sont encore susceptibles de fournir. Parmi celles-ci, elle en retient une qui sera le fil conducteur du masque qu'elle va concevoir pour ce blessé, expression que l'homme considéré gardera jusqu'à la fin de ses jours.
Ensuite, Anna fabrique un moule en plâtre du visage du combattant. Après, elle étudie les photographies d'avant-guerre de celui-ci et façonne le masque de façon à obtenir des caractéristiques les plus proches de celles présentes sur les clichés. Elle galvanise ensuite le résultat dans du cuivre. Ce masque ne recouvre que la partie du visage endommagée et est

fixé avec des lunettes, des rubans ou des fils. Une fois cela conçu, Anna peint l'ensemble pour lui restituer la même couleur de peau. L'ensemble des ajustements et des retouches pouvait prendre plusieurs semaines. La conception d'un masque demandait environ un mois.
Aidé de quatre collaborateurs - la sculptrice française Jane Poupelet[16], qui sera également décorée de la Légion d'honneur, rejoindra son équipe -, Anna Coleman Ladd fabrique 185 masques jusqu'en 1920. Anna ne demandera que 18 dollars américains à chaque soldat pour le masque réalisé par ses soins.
Après la guerre, la Croix-Rouge ne peut plus lui accorder de subventions et le studio, par conséquent, voit sa fermeture inéluctable.
Anna Coleman Ladd s'en retourne à Boston, aux États-Unis. Après son séjour à Paris, elle reprend son travail de sculpture où elle l'a laissé avant la guerre. Elle donne aussi de multiples conférences sur son expérience parisienne, citant des lettres d'hommes la remerciant pour avoir rendu leur vie plus acceptable.
En 1932, elle est élevée au grade de chevalier dans l'Ordre de la Légion d'honneur. Elle est décorée également de l'Ordre royal serbe de Saint-Sava.
Elle meurt le 3 juin 1939, à Santa Barbara. Elle a alors 60 ans. Elle a eu deux enfants : Gabriella May Ladd et Vernon Abott Ladd.
Grâce à elle, ces hommes ont retrouvé une dignité perdue et un visage. Ils ont pu revoir leurs proches et revenir chez eux. Ils ont pu vivre enfin.

---

[16] Marie Marcelle Jane Poupelet naît le 19 avril 1874 à Clauzure. Elle passe son enfance au château de la Gauterie. Elle part à Bordeaux étudier à l'École des Beaux-Arts, puis gagne Paris où elle suit les cours de l'Académie Julian. Elle fréquente assidûment les cercles constitués autour d'Auguste Rodin et d'Antoine Bourdelle. Grande figure de la sculpture du début du XXe siècle, elle se distingue en 1918, par son travail avec Anna Coleman Ladd, qui consiste à façonner des masques faciaux pour les Gueules cassées de la Première Guerre mondiale. Ses sculptures animalières et ses nus féminins sont exposés dans les plus grands musées du monde. Elle est faite chevalière de la Légion d'honneur en 1928. Elle meurt le 17 octobre 1932 à Talence. Elle est inhumée à Saint-Paul-Lizonne.

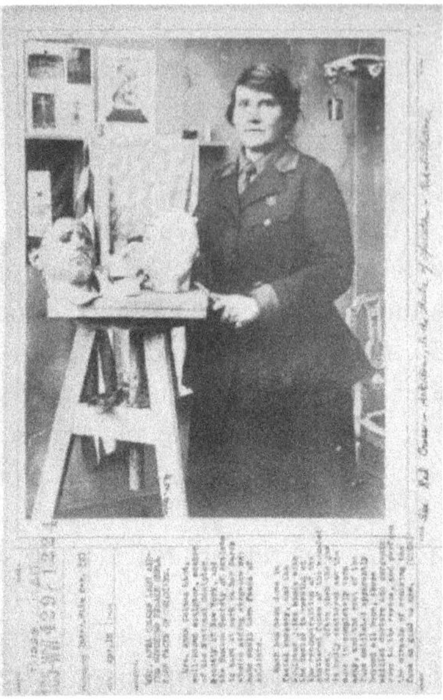

Anna Coleman Ladd (1878-1939) dans son atelier en 1918[17].

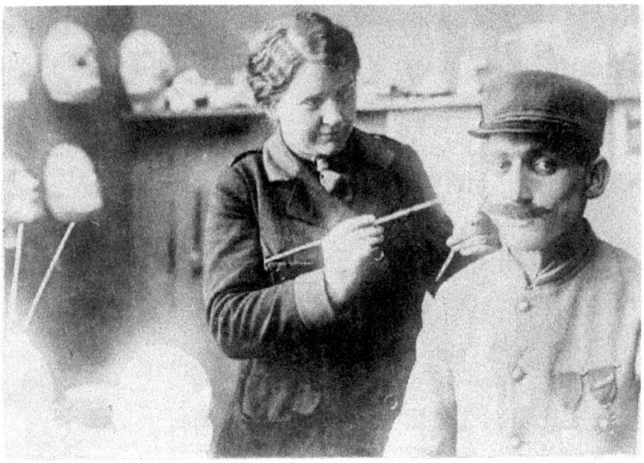

Anna Coleman Ladd et un soldat en cours d'élaboration d'un masque[18].

---

[17] Library of Congress, Washington D. C., USA, 2020.

[18] Library of Congress, Washington D. C., USA, 2020 ; Parkinson Hilary, « Anna Coleman Ladd : an artist who created hope for wounded soldiers », in *U.S. National Archives*, Washington D. C., 11/03/2020.

Références bibliographiques :
Ladd Coleman Anna, *The work of Anna Coleman Ladd*, Franklin Classics Trade Press, 2018.
La Greffe générale, journal satirique des blessés de la face de l'hôpital du Val-de-Grâce (1917-1918), Réédition commentée par Xavier Riaud, L'Harmattan (éd.), Collection Médecine à travers les siècles, Paris, 2020.
Library of Congress, Washington D. C., USA, 2020.
Riaud Xavier, *Pionniers de la chirurgie maxillo-faciale (1914-1918)*, L'Harmattan (éd.), Collection Médecine à travers les siècles, Paris, 2010.
Parkinson Hilary, « Anna Coleman Ladd : an artist who created hope for wounded soldiers », in *U.S. National Archives*, Washington D. C., U. S. A., 11/03/2020.

Anatomie vasculaire du nez

La vascularisation cutanée du nez doit être précisée. Les travaux anatomiques du Pr Ricbourg ont permis de décrire :
* un axe vertical comprenant :
- l'artère faciale (2) se prolongeant en haut par l'artère angulaire à l'endroit où naît l'artère nasale, terminale de l'ophtalmique, branche de la carotide interne,
- l'artère paramédiane (2) dorsale du nez,
- l'artère columellaire (3), branche de l'artère coronaire supérieure, branche de l'artère faciale.
* un axe transversal comprenant :
- en haut : l'arcade transversale supérieure du nez (4)
- en bas : l'artère de l'aile du nez (5) et l'artère périorificielle narinaire (6).

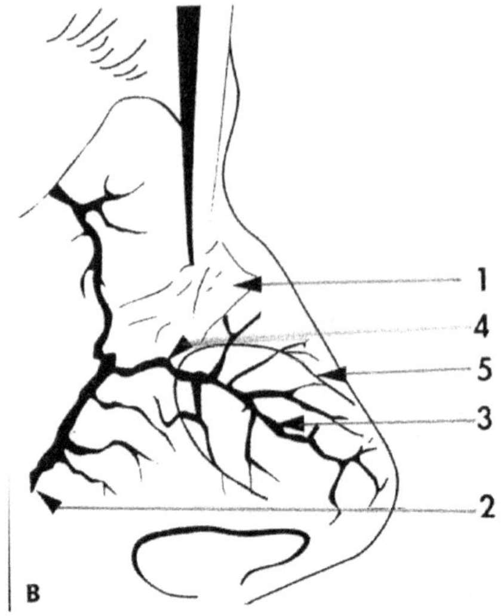

© Laboratoire d'Anatomie de la Faculté de Médecine de Nantes.

1- lambeau du muscle transverse de l'aile du nez
2- artère faciale, qui deviendra l'artère angulaire
3- artère columellaire
4- artère angulaire
5- artère périorificielle narinaire

Anatomie vasculaire du nez après injection des artères du nez issues de l'artère faciale (dessin et image ci-dessous selon le travail du Pr Ricbourg). L'artère du muscle transverse est bien individualisée.

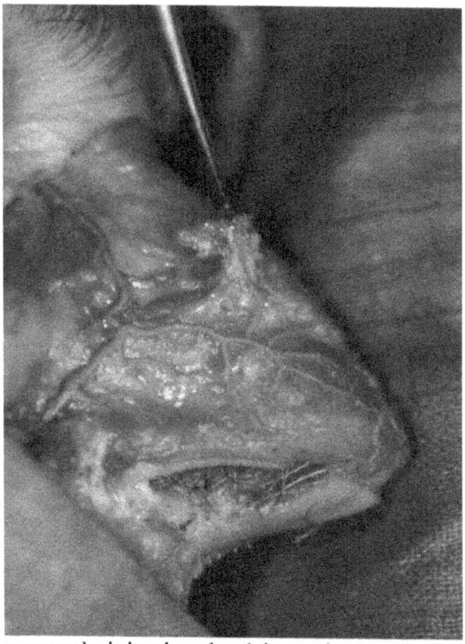

Les artères du nez après injection de résine colorée. L'artère du muscle de l'aile du nez est bien visible à la face profonde du muscle.
(© Travail du laboratoire d'anatomie de l'Université de Nantes).

L'époque moderne – Les cancers. Les lambeaux cutanés

Tous les paragraphes de ce chapitre comportent le plan suivant : description du lambeau, technique, indications, avantages et inconvénients.

Les réparations des pertes de substance du nez sont essentiellement d'origine tumorale, rarement traumatique à notre époque. En raison du manque d'élasticité de la peau, notamment au niveau de la pointe, il faut très rapidement faire appel à l'utilisation de lambeaux. En fonction du siège et de la taille de la perte de substance, ces lambeaux peuvent être locaux, régionaux ou à distance.
Les buts à atteindre sont triples : reconstruire la perte de substance, le faire de façon esthétique et tenir compte de la croissance chez les enfants dans les réparations envisagées.

Les lambeaux locaux

Les différents types de lambeaux locaux sont nombreux.

Ils comportent :
1- Les lambeaux de rotation
Le lambeau naso-frontal : le lambeau de Rieger et ses dérivés (lambeau de Marchac)
Le lambeau en hachette

2- Les lambeaux d'avancement
Le lambeau myocutané du transverse du nez (Rybka)
Le lambeau d'avancement du dos du nez (Rintala)

3- Les lambeaux de transposition
Le lambeau bilobé
Le lambeau de transposition dorsal du nez avec îlot cutané
Les autres types de lambeaux (LLL-Z)

Les lambeaux locaux ont la même coloration et une texture identique à celle de la perte de substance. Le lambeau naso-frontal, c'est le lambeau de Rieger et ses dérivés (lambeau de Marchac).
Le lambeau en hachette ne s'adresse qu'à des pertes de substance de petite taille.
Les lambeaux locaux ont des indications qui dépendent de la topographie de la perte de substance et de sa taille.

Les indications topographiques des lambeaux locaux sont les suivantes : le dorsum, la face latérale, l'aile du nez, la pointe du nez, la columelle.

Le lambeau naso-frontal : le lambeau de Rieger et ses dérivés (lambeau de Marchac)

Description

Le lambeau naso-frontal est un lambeau d'avancement et de rotation décrit en 1967 par Rieger qui, au lambeau glabellaire, associe un décollement de l'ensemble des téguments de la pyramide nasale pour reconstruire les pertes de substance de la pointe du nez.

La technique a été reprise en 1969 par Marchac. Celui-ci pédiculise le lambeau sur les vaisseaux angulaires diminuant ainsi le pont cutané, ce qui permet une meilleure rotation. Il s'agit alors d'un lambeau de rotation à vascularisation axiale.

Technique opératoire

Le lambeau est dessiné transversalement à partir de la perte de substance en direction du sillon alogénien prolongé dans le sillon naso-génien jusqu'au canthus interne distant de 3 mm.

Le dessin remonte ensuite dans la région glabellaire en formant un V inversé et redescend ensuite au niveau du canthus interne controlatéral.

La dissection débute au niveau de la perte de substance pour remonter ensuite vers la pyramide nasale.

Elle est profonde et se fait dans le plan de la rhinoplastie au-dessus du plan périosté et périchondral. C'est un lambeau fascio-musculo-cutané. Elle est prudente dans la région canthale interne.

La résection d'une bosse osseuse peut être éventuellement associée ce qui permet de diminuer ainsi la tension cutanée.

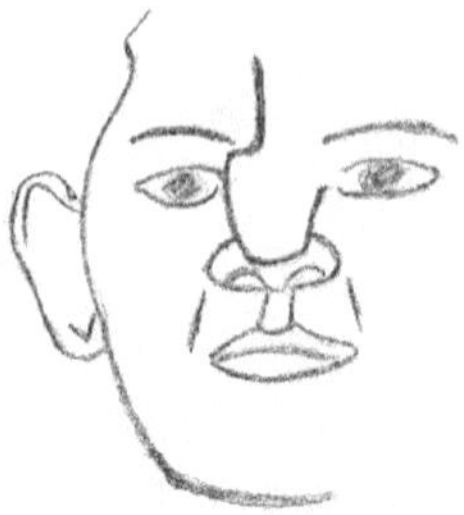

Le lambeau naso-frontal de Marchac, © M. A. Germain.

Fermeture
Elle se fait après une hémostase rigoureuse due à l'importance du décollement. La zone donneuse glabellaire est fermée en VY, parfois après une plastie en Z si la tension est importante.
Un glissement de la joue est nécessaire afin de combler la perte de substance latéronasale. Un pansement compressif mis en place 24 heures est souhaitable.

Indications
Ce lambeau s'adresse à des pertes de substances inférieures à 2 cm, non transfixiantes de la pointe du nez, n'intéressant pas le rebord narinaire avec une bonne laxité glabellaire et un petit nez. Il est à réserver aux sujets âgés, à bonne cicatrisation et avec une grande laxité cutanée.
Chez le sujet jeune, son utilisation sera prudente en raison d'une rançon cicatricielle difficilement prévisible.

Avantages
Ce lambeau peut être remobilisable sans risque en cas d'éventuelle récidive.

Inconvénients
La longueur des cicatrices qui restent souvent visibles surtout à la partie basse où la peau est sujette à donner des cicatrices avec de légères dépressions. Les incisions cutanées croisant les lignes de plis naturels entraînent un non-respect des unités anatomiques.

L'importance du décollement
Le rapprochement définitif des sourcils avec l'épaississement durable de la racine du nez peut toutefois être évité par une plastie en Z glabellaire. La discordance entre la peau fine du canthus et la peau épaisse de la glabelle nécessite un amincissement avec parfois exérèse du processus. La rétraction de l'aile du nez est inconstante. L'ascension de la pointe peut être parfois un avantage chez le sujet âgé à pointe tombante.

Références bibliographiques :
Germain M. A & Malard O., *Les tumeurs cutanées de la face. Les techniques de reconstruction des grandes pertes de substance*, Shering-Plough (éd.), 2004.
Marchac D., « Le lambeau de rotation fronto-nasal », in *Ann. Chir. Plast.*, 1970 ; 15 (1) : 44-49.
Marchac D. & Alkhatib B., « Les résultats à distance du lambeau fronto-nasal », in *Ann. Chir. Plast.*, 1974 ; 19 (4) : 335-338.
Rieger R. A., « A local flap for repair of the nasal tip », in *Plast. Reconstr. Surg.*, 1967 ; 40 (2) : 147-149.

Le lambeau en hachette

Le lambeau en hachette a été décrit par Emmett en 1977. C'est un lambeau de rotation à pédicule sous-cutané.

Technique

Le lambeau en hachette, comme son nom l'indique, a une forme de petite hache dont le côté tranchant est tangent à l'un des bords de la perte de substance, qui se situe à l'une des extrémités. La dissection se fait dans le plan sous-cutané. La fermeture est réalisée par une plastie en VY ou une plastie en Z asymétrique. Elle s'effectue sans tension en deux plans : le plus profond avec des points inversants au fil résorbable 5/0 ; le plan superficiel est fait avec un surjet cutané au nylon 6/0. L'exérèse des fils à J + 15. La fermeture nécessite par ailleurs la création d'un contre-lambeau.

Indications

Le lambeau en hachette s'adresse à des pertes de substance du nez de petite taille, de 0,5 à 1,5 cm de diamètre.
La technique a été modifiée par Reynaud (1983) qui transforme le pédicule sous-cutané en un pédicule musculo-cutané, ce qui entraîne plus de fiabilité et une plus grande mobilité. Le lambeau peut ainsi réparer des pertes de substance de 2,5 à 3 cm de diamètre.

Avantages

Sa rapidité d'exécution.

Inconvénients

L'aspect turgescent du lambeau avec « mise en boule » qui s'améliore avec le temps. Si le lambeau est disséqué en musculo-cutané, la rétractation de même que l'œdème postopératoire sont peu importants. Les cicatrices n'utilisent pas les sillons naturels. Le risque de la rétractation de la narine est important si le lambeau est dessiné très près du rebord narinaire.

Références bibliographiques :

Emmett J., « The closure of defects by using adjacent triangular flaps with subcutaneous pedicle », in *Plast. Reconstr. Surg.*, 1977 ; 59 (1) : 45-62.

Germain M. A. & Malard O., Les tumeurs cutanées de la face. Les techniques de reconstruction des grandes pertes de substance, Shering-Plough (ed.), 2004.

Reynaud J. P., « Le lambeau en hachette dans la réparation des exérèses cutanées de la pyramide nasale. À propos de trente cas. », in *Ann. Chir. Plast. Esthet.*, 1983 ; 28 (4) : 369-375.

Le lambeau myocutané transverse du nez (Rybka)

Description
Le lambeau du muscle transverse du nez décrit par Rybka (1983) est un lambeau d'avancement musculo-cutané, à pédicule vasculaire, basé sur les fibres inférieures du muscle transverse du nez.

Technique opératoire
Le lambeau myocutané transverse du nez est dessiné au niveau et au-dessus du sillon alaire. La pointe se prolonge dans le sillon alogénien. Sa forme n'est pas sans rappeler celle du motif Boteh des tapis persans. L'incision supérieure prolonge la partie supérieure de la perte de substance. L'incision inférieure se situe strictement dans le sillon alaire. La longueur du lambeau est fonction du diamètre de la perte de substance. La pointe du lambeau est plus ou moins longue, mais de toute façon, elle doit impérativement dépasser le bord caudal de la crus latérale qui correspond à l'émergence du pédicule vasculaire. Pour des raisons esthétiques, nous préconisons de prolonger la pointe du lambeau au niveau du pied de l'aile narinaire, car elle y devient rapidement invisible.

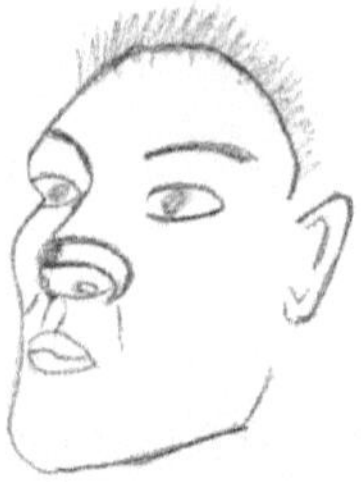

Le lambeau de Rybka (© M. A. Germain).

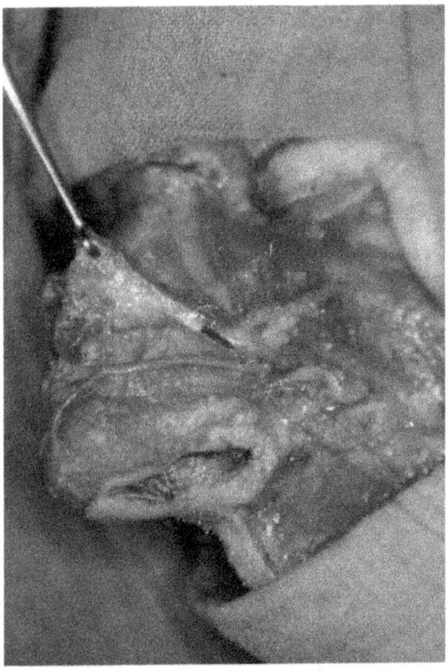

Le muscle transverse du nez. Vue anatomique et sa vascularisation. Ce muscle a une vascularisation précise avec une belle artère (flèche).

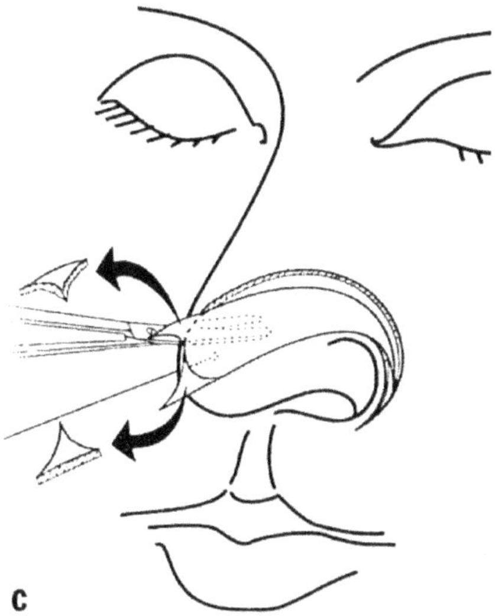

C

Le lambeau myocutané du transverse du nez.
La dissection après exérèse du carcinome.

Dissection du lambeau

Elle est d'emblée profonde, sous le plan musculaire.

La levée du lambeau nécessite :

. Une section du muscle transverse à la base de l'orifice piriforme en respectant l'axe vasculaire qui pénètre plus haut dans le muscle.

. Un décollement du lambeau au niveau de l'extrémité crâniale du plan périchondral de l'alaire, poursuivi très en dehors. Le décollement est sans danger pour la vitalité du lambeau puisqu'il s'agit d'un lambeau à pédicule sous-cutané. Cette section associée à cet important décollement entraîne une très bonne mobilité du lambeau et une fermeture sans tension.

La fermeture est réalisée par une plastie en VY du site donneur après une hémostase rigoureuse, si possible à la pince bipolaire. Une minime résection cutanée est nécessaire au niveau de l'extrémité céphalique du lambeau afin de l'adapter parfaitement à la perte de substance.

La fermeture s'effectue, sans tension, en deux plans :

Plan profond avec points inversants au fil résorbable 5/0.

Plan superficiel avec surjet cutané au nylon 6/0 et exérèse des fils à J + 5.
L'intervention se termine par la mise en place d'une attelle plâtrée laissée 24 heures afin de prévenir la survenue d'un hématome, en y associant un méchage endo-narinaire afin d'obtenir une diminution de la congestion veineuse.

Indications
La mobilité du lambeau musculo-cutané du transverse étant limitée, celui-ci ne s'adresse qu'à des pertes de substance médianes ou paramédianes de la pointe du nez, inférieure à 15 mm. Il est possible d'utiliser un double lambeau pour des lésions médianes de la pointe du nez dont le diamètre est égal ou inférieur à 25 mm, à la condition de pédiculiser au maximum les deux lambeaux. La perte de substance doit se situer à distance du rebord narinaire afin d'éviter une déformation secondaire par rétractation de l'aile narinaire.

Avantages
Le lambeau transverse du nez est une excellente méthode de reconstruction pour les pertes de substance de la pointe du nez et présente des avantages indéniables en raison :
. de sa sécurité, conséquence de la fiabilité de son pédicule vasculaire,
. de sa rapidité d'exécution, réalisée sous anesthésie locale,
. de son excellent résultat esthétique, car il respecte une unité anatomique : l'aile du nez. C'est le seul lambeau nasal qui utilise les sillons naturels,
. du respect des autres pédicules vasculaires, point important en cas d'éventuelle récidive.

Inconvénients
Ce lambeau est irréalisable pour les lésions proches du rebord narinaire en raison du risque de rétractation de l'aile du nez.

Références bibliographiques :

Germain M. A., Demers G. & Jourdain A., « Complex midface reconstruction with free flap/ 65 cases », in *The Journal of Otolaryngology*, 2000; 29 : 33-34.

Germain M. A., Jourdain A. & Demers G., « Le lambeau myocutané du muscle transverse du nez », in *Morphologie*, 1999 ; 83 (260) : 13-16.

Germain M. A., Jourdain A. & Demers G., « Le lambeau myocutané du muscle transverse du nez », in *Bull. Soc. Anat.*, 1997.

Rybka F. & James P., « Reconstruction of the nasal tip using nasalis myocutaneous sliding flaps », in *Plast. Reconstr. Surg.*, 1983 ; 71 (1) : 40-44.

Lambeau de Rybka : entre expériences personnelles et applications cliniques

C'est un lambeau très étudié. Il est relativement facile à approfondir et à réaliser. Il retient toute notre attention et mérite une description précise et particulière.

Étude anatomique

Huit visages (n=8) ont été étudiés après injection de latex Néoprène coloré et de Micropaque® dans l'artère carotide externe au laboratoire d'anatomie de Nantes. Les dissections des pièces anatomiques ont été réalisées 24 heures après l'injection. Il est bon de rappeler l'intérêt d'utiliser des loupes binoculaires pour toute chirurgie minutieuse. J'ai personnellement réalisé ces études au laboratoire d'anatomie de Nantes, puis à l'École de chirurgie des hôpitaux de Paris (APHP). La dissection des pièces anatomiques a permis de décrire :

1. Le muscle transverse du nez ou "partes transversa et alaris"

- C'est un muscle aplati, triangulaire, mince, transversalement étendu et situé à la face latérale du nez ;
- Il s'insère sur le dos du nez par une aponévrose médiane qui l'unit à son homologue ;
- Il se dirige en bas et en dehors pour se terminer en deux faisceaux :
  - L'un pour la face profonde des téguments au niveau du sillon naso-labial.
  - L'autre se continuant avec les fibres externes du muscle myrtiforme s'étendant du bord postérieur des narines à l'arcade alvéolaire.

- Le rôle du muscle transverse du nez n'est pas défini avec précision. Il attire l'aile du nez en haut et en avant. Il semblerait que, pour la majorité des auteurs, il soit dilatateur des narines.

2. La vascularisation du nez

Les études sur huit pièces anatomiques injectées ont permis de retrouver le pédicule vasculaire décrit par Rybka. L'artère de l'aile du nez, qui est une branche de l'artère faciale, donne de sept à douze branches collatérales dont une branche ascendante, perforante, pénétrant latéralement à la base du muscle transverse du nez en avant du bord caudal de la crus latérale. Ainsi, l'artère faciale se termine en donnant l'artère de l'aile du nez. À cet endroit, elle devient l'artère angulaire. Ce pédicule vasculaire est constant, fiable, avec peu de variations anatomiques dans les dissections. La richesse vasculaire de la pointe du nez est très importante avec de nombreuses anastomoses avec le côté opposé en particulier au niveau de l'artère de l'aile du nez, réalisant une véritable arcade artérielle transversale. Malgré plusieurs tentatives, il n'a pas été mis en évidence de retours veineux, le réseau correspondant a peut-être de très fins vaisseaux.

3. Les artériographies des pièces anatomiques injectées au Micropaque@ ne sont pas exploitables en raison des superpositions. La corrosion de deux pièces anatomiques a confirmé la richesse vasculaire de la pointe du nez.

4. Le dessin du lambeau - Les incisions

- Le lambeau du muscle transverse de l'aile du nez est triangulaire, à base inféro-externe, dessiné au niveau et au-dessus du sillon alaire dont la pointe se prolonge dans le sillon alogénien. Il a l'aspect d'une virgule et rappelle le motif Bothe des tapis persans. La longueur est fonction des dimensions de la perte de substance de la pointe du nez.
- L'incision supérieure prolonge la partie supérieure de la perte de substance de la pointe du nez.
- L'incision inférieure se situe strictement dans le sillon alaire.
- La pointe du lambeau, au niveau de la racine de l'aile du nez, est plus ou moins longue, mais, de toute façon, elle doit impérativement dépasser le bord caudal de la crus latérale qui correspond

à l'émergence du pédicule vasculaire. Il est préconisé, pour des raisons esthétiques, de prolonger les incisions dans le sillon alogénien, car elles y deviennent très rapidement invisibles.
- Les dimensions de la perte de substance de la pointe du nez peuvent aller de 11 à 17 mm.

5. Dissection du lambeau.
- Elle est d'emblée profonde, sous le plan musculaire. La manipulation du lambeau doit être atraumatique.
La technique décrite ici diffère de la technique du lambeau de Rybka, car la dissection du lambeau se fait d'emblée à sa face profonde à ras du cartilage alaire, et surtout désinsère toutes les fibres du muscle y compris les fibres inférieures. Rybka ne mobilise qu'une partie haute du muscle et son lambeau myocutané pédiculé est avancé "au-dessus" des fibres inférieures du muscle transverse du nez.
- La levée du lambeau nécessite :
 • d'une part, une section du muscle transverse du nez à la base de l'orifice piriforme en respectant l'axe vasculaire qui pénètre plus haut dans le muscle.
 • d'autre part, un décollement, au niveau de l'extrémité crâniale du plan périchondral du cartilage alaire. Ce décollement est sans danger pour la vitalité du lambeau puisqu'il s'agit d'un lambeau à pédicule vasculaire et non d'un lambeau à pédicule sous-cutané.
Cette section musculaire associée au décollement permet une très bonne mobilité du lambeau et une fermeture sans tension.
Au total, le lambeau décrit est un lambeau musculo-cutané d'avancement, à pédicule vasculaire basé sur le muscle transverse du nez, avec libération de la totalité des fibres et attaches musculaires.

Applications cliniques
L'étude porte sur dix patients (n=10) présentant des carcinomes cutanés superficiels de la pointe du nez.
La moyenne d'âge est de 70 ans (compris entre 63 et 90 ans). Hommes : n=3 ; Femmes : n=7.
L'étude histologique révélait 8 carcinomes basocellulaires et 2 carcinomes squameux. Cette série est similaire à celle de Bardot

et Conley, avec une majorité de basocellulaires. Les marges de résection sont toujours vérifiées par une analyse histologique. Nous utilisons une marge de sécurité de 3 à 5 mm pour les carcinomes basocellulaires et de 8 à 10 mm pour les carcinomes squameux. Pour apprécier la taille du lambeau à prélever, c'est la perte de substance cutanée qui est à considérer et non la dimension de la lésion initiale, en raison des phénomènes de rétraction. Ceux-ci sont de 20 %. La perte de substance cutanée moyenne est de 12 mm de diamètre (entre 11 et 14 mm). Ces carcinomes de la pointe du nez sont relativement fréquents puisqu'ils représentent, selon les séries, environ 20 % des différentes localisations nasales (20 % pour Bardot, 26 % pour Becker). Le doppler préopératoire ne permet pas avec certitude d'individualiser le pédicule vasculaire en raison de la richesse vasculaire à ce niveau.

1. Exérèse de la lésion

Dans tous les cas, l'exérèse de la lésion a été réalisée sous anesthésie locale avec infiltration à la lidocaïne à 2 %, adrénalinée si l'état cardiovasculaire est satisfaisant. Les marges de sécurité dépendent du type histologique, toutes les lésions nécessitent une biopsie initiale, qui a été réalisée dans la série. Le tissu excisé est examiné par histologie, un fil repère la lésion à "12 heures" et le lambeau est réalisé.

2. Prélèvement du lambeau

- Le lambeau est contourné au niveau de l'aile du nez.

Sa forme rappelle le motif Bothe des tapis persans.

- L'incision supérieure prolonge la partie supérieure de la perte de substance et produit une large perte de substance au niveau de la section supérieure, tandis que l'incision inférieure est strictement localisée au niveau du sillon alaire.
- La longueur du lambeau dépend des dimensions de la perte de substance cutanée. La pointe du lambeau est assez longue, mais elle doit impérativement dépasser le bord caudal de la crus latérale qui correspond à l'émergence du pédicule vasculaire. Pour des raisons esthétiques, nous préconisons de prolonger les incisions dans le sillon alogénien, car elles y deviennent très rapidement invisibles.

3. Dissection du lambeau

Dans le lambeau de Rybka, celui-ci est avancé au-dessus des fibres inférieures du muscle nasal transverse. Dans la technique décrite ici, la dissection du lambeau est profonde sous la couche musculaire : cela permet une mobilisation plus aisée du lambeau.

- Les dimensions de la perte de substance de la pointe du nez peuvent aller de 11 à 17 mm.
- La dissection du lambeau est d'emblée profonde, sous le plan musculaire. La manipulation du lambeau doit être atraumatique.

La technique décrite ici diffère de la technique du lambeau de Rybka, car la dissection du lambeau se fait d'emblée à sa face profonde à ras du cartilage alaire, et surtout désinsère toutes les fibres du muscle, y compris les fibres inférieures. Rybka ne mobilise qu'une partie haute du muscle et son lambeau myocutané pédiculé est avancé "au-dessus" des fibres inférieures du muscle transverse du nez.

4. Levée du lambeau.

Ce lambeau est bien un lambeau musculo-cutané d'avancement, à pédicule vasculaire basé sur le muscle transverse du nez.

La levée du lambeau nécessite :

• D'une part, une section du muscle transverse du nez à la base de l'orifice piriforme en respectant l'axe vasculaire qui pénètre plus haut dans le muscle.

• D'autre part, un décollement, au niveau de l'extrémité crâniale du plan périchondral du cartilage alaire. Ce décollement est sans danger pour la vitalité du lambeau puisqu'il s'agit d'un lambeau à pédicule vasculaire et non d'un lambeau à pédicule sous-cutané.

Cette section musculaire associée au décollement permet une très bonne mobilité du lambeau et une fermeture sans tension. L'hémostase est effectuée par diathermie bipolaire.

5. Fermeture.

- Elle est réalisée par une plastie en VY au niveau du site donneur.
- La fermeture se fait, sans tension, en deux plans :
  • d'abord un plan profond avec une suture inversée utilisant un fil résorbable 5/0 ;

• puis un plan superficiel utilisant du fil synthétique par surjet qui est retiré au 8e jour postopératoire. Pour correspondre parfaitement avec la perte de substance, une petite résection est nécessaire au niveau de l'extrémité céphalique du lambeau. L'intervention est terminée avec une légère compression laissée en place 24 heures pour prévenir tout hématome. Parfois, une mèche nasale est utilisée pour limiter la congestion veineuse.

6. Suites postopératoires.
Les soins postopératoires sont simples. Le surjet est retiré au 8e jour postopératoire. Il pourrait survenir une nécrose de la partie crâniale du lambeau qui peut résulter d'un décollement insuffisant pouvant conduire à un excès de tension sur les sutures. La cicatrisation est spontanée en quelques semaines et ne laisse pas de déficit esthétique (plusieurs années de recul).

Résultats
. carcinologiques.
- En terme carcinologique, un patient a nécessité une résection complémentaire, car l'histologie définitive révélait un carcinome squameux et l'exérèse initiale n'était pas assez large. Dans ce cas, après exérèse complémentaire, la fermeture a été réalisée avec une greffe de peau totale. Actuellement, nous n'avons pas observé de récidive locale, avec un recul moyen supérieur à 5 ans.
- Absence jusqu'à ce jour de récidive locale. Série allant de 1990 à 2018.
. morphologiques et esthétiques.
- Les cicatrices étant situées dans les lignes de tension minimales sont peu visibles. La cicatrice inférieure au niveau du sillon alaire est invisible à long terme.
- S'agissant de lambeau local, la coloration est identique à celle du reste du nez.
- En privilégiant un lambeau de glissement par rapport à la rotation, ce lambeau n'entraîne aucune distorsion de voisinage ni de déformation narinaire.
- La rétraction est peu importante, car il s'agit d'un lambeau musculo-cutané et non d'un lambeau cutané pur. Il n'y a pas d'aspect bombé ou en verre de montre.

- L'œdème postopératoire est minime, alors qu'il est souvent retrouvé dans les petits lambeaux de glissement à pédicule sous-cutané.
. fonctionnels.
- Le muscle transverse du nez étant dilatateur des narines, sa section entraîne une certaine atonie dans la mobilité de l'aile du nez qui régresse avec le temps.
- La sensibilité du lambeau est réelle.

Indications

- Les indications ont concerné des carcinomes de la pointe du nez.
- La mobilité du lambeau étant limitée, celui-ci ne s'adresse qu'à des pertes de substance médianes ou paramédianes de la pointe du nez inférieures à 17 mm.
- Pour une lésion médiane de la pointe du nez de 24 mm, on peut utiliser un "double lambeau". C'est à dire bilatéral. Le résultat esthétique semble meilleur qu'avec les autres lambeaux.
Les lambeaux doivent être mobilisés au maximum.
- La perte de substance doit être située à distance du rebord narinaire (3 à 5 mm) afin d'éviter une déformation secondaire par rétraction de l'aile du nez.

Autres solutions

La réparation des pertes de substance de la peau du nez est difficile. Devant une perte de substance de moyenne importance de la pointe du nez, d'autres types de réparations sont envisageables. Elles ont été utilisées aussi, ce qui a permis la comparaison.

- La réparation sans lambeau.

• La cicatrisation dirigée, c'est-à-dire sans réparation, mais avec interposition de tulle gras, est acquise en trois ou six semaines avec un résultat le plus souvent mauvais, en raison d'une cicatrice déprimée, achromique et parfois une déformation de la narine.
• La résection-suture ne peut s'adresser au niveau de la pointe du nez qu'à des pertes de substances inférieures à 5 mm.
• La greffe de peau totale : toute perte de substance superficielle du nez peut être traitée de la sorte, mais le résultat dépend du siège. À la pointe du nez, elle est le plus souvent inesthétique en

raison de son épaisseur, de sa couleur et de sa texture et ce, surtout lorsqu'elle est de petite taille. Elle donne l'impression d'un ouvrage inégal. Mais, cette technique est utile si une récidive survient, et permet une meilleure surveillance particulièrement dans les carcinomes sclérodermiformes.

- La réparation avec d'autres lambeaux locaux.

. Le lambeau en "hachette".

Ce lambeau myocutané à pédicule sous-cutané a été décrit par Emmett. Il a une bonne sécurité et une bonne mobilité. Cependant, des reproches peuvent lui être faits :

- les incisions : elles n'utilisent pas les sillons naturels et restent visibles après cicatrisation,
- le risque de rétraction de la narine est important.

. Le lambeau fronto-nasal de Rieger-Marchac

Il utilise l'excès cutané à la base du nez pour réparer la partie inférieure du nez. Il s'adresse à des pertes de substances de la pointe du nez ne dépassant pas 2 cm de diamètre. Cela demeure une excellente technique. Mais, elle a des inconvénients :

- les incisions cutanées croisant les lignes de plis naturels entraînent un non-respect des unités anatomiques.
- la rétraction de l'aile du nez est fréquente.

. Le lambeau de Rintala

Il a une vascularisation purement dermoépidermique. C'est un lambeau d'avancement du dos du nez pour réparer la pointe du nez.

Inconvénients :

- Il nécessite le plus souvent pour être efficace un emprunt latéronasal dont les cicatrices se situent également en dehors des sillons naturels. Elles demeurent visibles après cicatrisation.
- Ce lambeau étant peu souple donne une ascension de la pointe du nez, donnant aux sujets âgés une apparence plus jeune. Le lambeau a été remis à l'honneur par Zimany qui propose de le réaliser en myocutané, puis par Belmahi en 2003.

. Le lambeau naso-génien est utilisé pour les lésions étendues de l'aile du nez. Il laisse des cicatrices visibles.

Résultats à long terme
L'étude clinique a été menée de 1990 à 2016. La moyenne de durée de surveillance est de 5 ans pour les patients.
1. Carcinologiques :
- Un cas d'exérèse complémentaire a été réalisé au quinzième jour, après réception du résultat histologique définitif : carcinome squameux (le diagnostic histologique extemporané était "carcinome basocellulaire"). Une greffe de peau a été réalisée pour couvrir la nouvelle perte de substance, mais le lambeau initial a été conservé.
- Aucune récidive de carcinome de la pointe du nez.
- Apparition d'une autre localisation dans deux cas : joue ou région temporale.
2. Morphologiques :
- Maintien du bon résultat morphologique dans tous les cas, sans modification de la forme du nez ni du visage, et sans rétraction.
3. Esthétiques :
- Avec le lambeau de Rybka, la discrétion de la cicatrice s'est confirmée avec le temps et il n'y a pas eu d'élargissement.
- la coloration du lambeau est identique au nez adjacent. Les lambeaux locaux donnent les meilleurs résultats cosmétiques par rapport aux transplants faits à distance.
- l'épaisseur du lambeau est restée intacte, n'occasionnant pas de dépression locale.
- la sensibilité du lambeau est préservée.
- le résultat esthétique est demeuré bon.

Conclusions
Le lambeau myocutané du muscle nasal - partie transverse et alaire, plus connu sous le nom de "muscle transverse du nez", présente des avantages importants dans la reconstruction des pertes de substance de la pointe du nez :
- ses plasticités et sa vitalité, en tant que lambeau musculo-cutané d'avancement à pédicule vasculaire ;
- sa sécurité, liée à la fiabilité de son pédicule vasculaire ;
- sa rapidité d'exécution sous anesthésie locale ;
- son excellent résultat esthétique en respectant une unité anatomique qui est l'aile du nez. C'est le seul lambeau nasal à utiliser les sillons naturels ;

- le respect des autres pédicules vasculaires, ce qui est utile en cas d'éventuelle récidive. Il ne compromet pas l'emploi d'autres lambeaux locaux ;
- le respect de la morphologie initiale du visage ;
- la possibilité d'utiliser deux lambeaux de Rybka. Il demeure en compétition avec les autres techniques de lambeaux locaux qui laissent toutefois davantage de cicatrices visibles. Les indications des différents lambeaux doivent être précisées.

Les caractéristiques de la perte de substance et plus spécialement sa localisation et sa taille vont permettre de choisir le meilleur procédé de reconstruction.

La localisation de la perte de substance (PDS) :
Le nez est schématiquement divisé en deux parties :
. Une partie haute correspondant aux deux tiers supérieurs, osseux, où la peau est fine, mobile comprenant le dorsum et les faces latérales. Les pertes de substances y sont superficielles nécessitant une reconstruction uniquement cutanée.
. Une partie basse, cartilagineuse, où la peau est épaisse, adhérente, comprenant les ailes du nez, la pointe et la columelle. Les pertes de substance y sont souvent transfixiantes et imposent une reconstruction complexe, multicouche, comprenant un plan cutané, cartilagineux et muqueux.
Il est indispensable de situer la perte de substance par rapport aux sous-unités esthétiques du nez. C'est un concept introduit par Gonzales Uloa, repris par Burguet et Menick, correspondant à des zones d'isoréflexion de la lumière.
Dans la mesure du possible, la sous-unité esthétique sera traitée dans sa totalité en situant les berges du lambeau à la limite des sous-unités, ce qui impose parfois d'étendre de façon plus ou moins importante la résection en tissu sain.
Il est indispensable de remplacer le tissu manquant par son meilleur équivalent, ce qui est réalisé par l'emploi de lambeau local ou régional. La taille de la perte de substance. Celle-ci sera appréciée :
. D'une part en surface, en tenant compte de la dimension relative de la perte de substance par rapport à la taille de la pyramide nasale.

. D'autre part, un lambeau prélevé se rétracte de 20 %. Il faut donc tenir compte de ce phénomène.
D'autre part en profondeur, essentiellement à la partie basse du nez, cela réalise une perte de substance interruptrice qui nécessite une reconstruction multicouche en évitant une surépaisseur préjudiciable au résultat fonctionnel et esthétique. En raison de son caractère unique et définitif, un lambeau ne pourra être utilisé que s'il existe une certitude d'exérèse complète et une absence de risque de récidive. Dans le cas des épithéliomas sclérodermiformes, les limites d'exérèse sont difficiles à apprécier, une reconstruction différée est souhaitable après un résultat histologique définitif.

Références bibliographiques :

- Germain M. A., Jourdain A. & Demers G., « Le lambeau myocutané du muscle transverse du nez. », in *Morphologie*, 1999 ; 83 (260) : 13-16.
- Germain M. A. & Jourdain A., « Le lambeau myocutané du muscle transverse du nez. », in *Bull. Soc. Anat.*, 1997.
- Germain M. A., Demers G. & Jourdain A., « Complex midfacereconstruction with free flap. 65 cases. », in *The Journal of Otolaryngology*, 2000 ; 29 : 33-34.
- Penna V. & Germain M. A., *Le lambeau de muscle latéral du nez. Faits anatomiques. Applications cliniques.*, Mémoire de Diplôme interuniversitaire de médecine esthétique, Université Lyon 1, 2012.

Le lambeau d'avancement vertical du dos du nez (Rintala)

Description

C'est un lambeau d'avancement en U du dorsum nasal décrit par Rintala en 1969, modifié par Jackson pour atteindre plus facilement la pointe du nez. Sa vascularisation est assurée par les branches longitudinales des artères angulaires.

Technique opératoire

Le lambeau est dessiné de part et d'autre du dorsum à la limite des sous-unités, sa longueur peut atteindre sans problème deux fois la largeur.

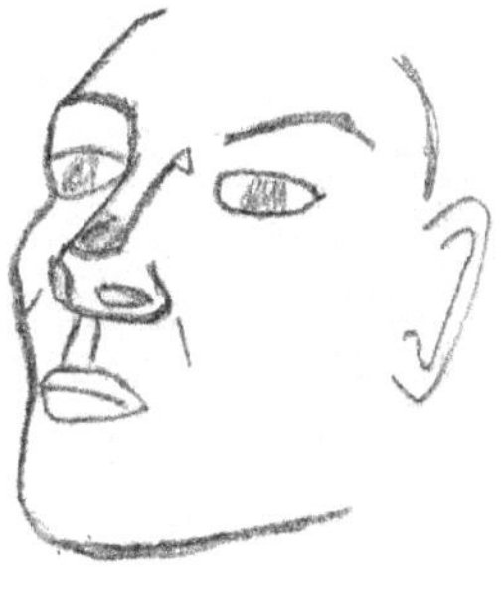

La technique de Rintala : avancement vertical du dos du nez (© M. A. Germain).

La dissection est d'emblée profonde, sous le plan musculaire. Elle se fait dans le plan de la rhinoplastie, au-dessus du plan périosté et périchondral. C'est un lambeau fascio-musculo-cutané. L'exérèse de triangles de décharge est nécessaire, soit au-dessus et au ras des sourcils, soit au niveau de la région canthale en respectant les artères angulaires au niveau des canthi.

Fermeture

Après hémostase rigoureuse, celle-ci se fait en deux plans.
Mise en place d'un pansement compressif pendant 24 heures.

Indications

Le lambeau d'avancement vertical du dos du nez s'adresse essentiellement aux pertes de substance médianes et hautes de la pointe du nez dont la taille est inférieure à 15 mm.

Avantages

Il respecte une unité anatomique : le dorsum nasal. Les cicatrices se situant au niveau des faces latérales du nez.

Inconvénients

Ce lambeau remonte la pointe du nez, ce qui est parfois un avantage chez le sujet âgé à pointe tombante. Il entraîne une fermeture de l'angle naso-frontal qui s'améliore toutefois avec le temps.

Références bibliographiques :
Rintala A. E., « Reconstruction of midline skin defects of the nose. », in *Scand. J. Plast. Reconstr. Surg.*, 1969 ; 3 : 105-108.
Jackson I. T., *Local flaps in Head and Neck Reconstruction*, The CV Mosby Co, St Louis, Toronto, Princeton, 1985.

Le lambeau bilobé

Description

Le lambeau bilobé est un lambeau de double transposition qui permet d'utiliser de façon indirecte une peau plus élastique située à distance de la perte de substance lorsque celle-ci siège dans une zone où la peau est peu extensible. C'est le cas au niveau de la pointe du nez où la peau est inextensible. Le lambeau bilobé compense le manque d'élasticité en empruntant la peau au niveau du dorsum ou de la région latéronasale.

Technique opératoire

Dessin du lambeau - incision : le dessin est très compliqué à expliquer. Nous nous référerons à celui de Zimany en 1952.
La perte de substance correspond à la lésion initiale et à la marge de sécurité. C'est une perte de substance circulaire.
L'angle de rotation totale APF est de 105° avec un angle de rotation de 60° pour le premier lobe et de 45° pour le second lobe.
La position exacte du lobe L2 sera obtenue en modifiant la position du point pivot en sachant que l'angle de rotation restera toujours d'environ 100°.
Le lobe L2 doit être placé dans la région du dorsum, ou mieux dans la région latéronasale. Les cicatrices sont alors situées dans une zone d'ombre. Il faudra toutefois éviter de le placer trop latéralement en raison du risque inesthétique de comblement de la vallée des larmes.
Le point pivot peut être placé de part et d'autre de la perte de substance. Il y a donc toujours deux possibilités théoriques de reconstruction, mais, dans la majorité des cas, l'une est mieux adaptée que l'autre.

La dissection est d'emblée profonde, pour des raisons de sécurité. Elle se fait sous le plan musculaire, ce qui transforme le lambeau en lambeau musculo-cutané. Il est souhaitable d'effectuer la dissection du lambeau de bas en haut en commençant par la partie inférieure du lobe L1, ce qui permet d'être immédiatement dans le bon plan de décollement. Un décollement latéronasal relativement important est indispensable afin d'obtenir une mise en place parfaite du lambeau et surtout une fermeture sans tension en particulier de la zone donneuse du lobe L2.

Fermeture

Un soin particulier sera apporté à la fermeture afin d'obtenir des cicatrices d'excellente qualité. La fermeture se fera en deux plans après une hémostase rigoureuse possible à la pince bipolaire :

. Plan profond avec points inversants au fil résorbable 5/0.

. Plan superficiel par un surjet cutané au nylon 6/0 ou 7/10.

. Nécessité de points d'angles à l'union des deux lobes.

L'intervention se termine par une mise en place d'une attelle plâtrée laissée 24h00 afin d'éviter la formation éventuelle d'un hématome en y associant un méchage de la narine homolatérale afin d'obtenir une diminution de la congestion veineuse.

Indications

Le lambeau bilobé s'adresse à des pertes de substance de la pointe du nez ou de la moitié supérieure de l'aile du nez dont la taille est inférieure à 20 mm.

Avantages

Le lambeau bilobé peut être dessiné très proche du bord libre de la narine sans entraîner de distorsion importante.

Inconvénients

Les cicatrices se situant en dehors des sillons naturels, la rançon cicatricielle peut être importante. Pour cette raison, le lambeau bilobé doit être réservé aux personnes âgées chez qui la qualité de la peau permet une meilleure cicatrisation. D'autre part, ce lambeau est extrêmement compliqué.

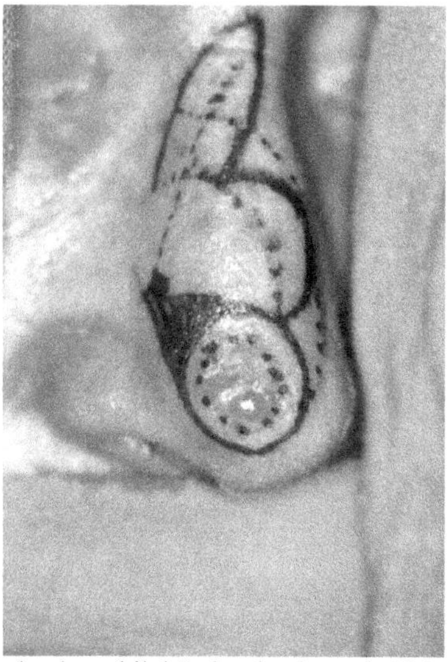

Le lambeau bilobé : les dessins et la lésion.

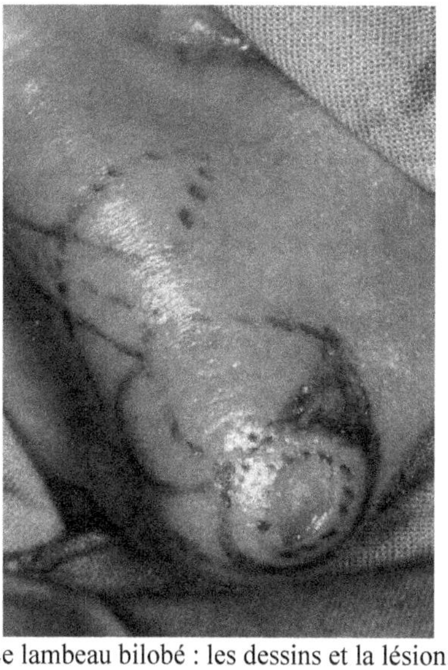

Le lambeau bilobé : les dessins et la lésion.

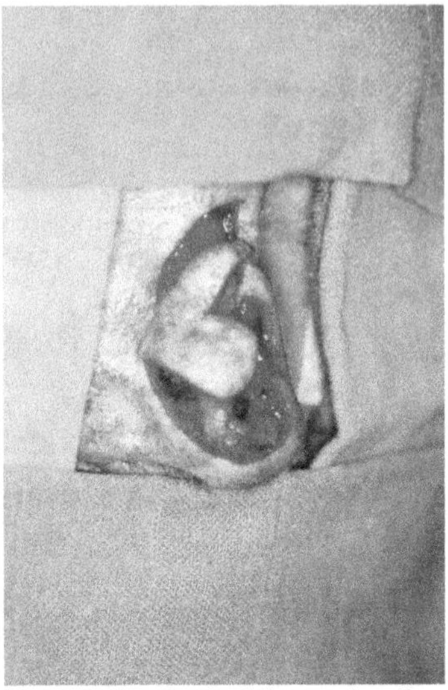
Le lambeau bilobé : les incisions et les dissections.

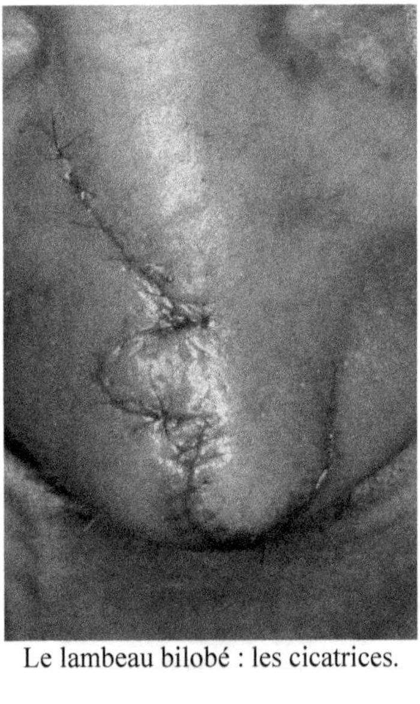
Le lambeau bilobé : les cicatrices.

Références bibliographiques :

Esser J. F. S., « Gestielle locale nasenplastik mit Zweizipfligem lappen, deckung sekundären defektes vom ersten zipfel durch zweiten », in *Deutsche Ztschr. Chir.*, 1918 ; 143 : 385.

Germain M. A. & Malard O., *Les tumeurs cutanées de la face. Les techniques de reconstruction des grandes pertes de substance*, Shering-Plough (éd.), 2004.

Mc Gregor J. C., « A critical assessment of the bilobed flap », in *British J. of Plast. Surg.*, 1981 ; 34 (2) : 197-205.

Tardy E., « The bilobed flap in nasal repair », in *Arch. Otolaryng.*, Jan. 1972 : 95.

Weerda H. « Bilobed and Trilobed flaps in Head and Neck defect Repair. », in *Facial Plast. Surg.*, 1983 ; 1(1) : 51-60.

Zitelli J. A., « The bilobed flap for nasal reconstruction. », in *Arch. Dermatol.*, 1989 ; 125 : 957.

Zimany A., « The Bilobed flap. », in *Plast. Reconstr. Surg.*, 1952 ; 11 : 424-434.

Le lambeau de transposition dorsal du nez en îlot cutané

Description
Ce lambeau, dérivé du lambeau d'Edgerton, proposé pour les allongements columellaires, a été décrit en 1994 par Texier. Il profite de l'excès cutané du dorsum et de la richesse vasculaire de la pointe pour reconstruire l'aile du nez.

Technique opératoire
Le lambeau est dessiné au niveau du dos du nez, de la glabelle à la partie supérieure de la columelle. Ses dimensions sont d'environ 50 mm de hauteur sur 15 mm de large. Celui-ci est effilé à ses extrémités afin d'obtenir une fermeture sans difficulté. Il est vascularisé par un pédicule étroit abordant le lambeau par sa face profonde au niveau de la région sus-apicale.

Dissection
L'incision cutanée est faite jusqu'au périoste sur toute sa périphérie. Le lambeau est décollé des trois quarts supérieurs en passant sous le plan fascio-musculaire. Au niveau du quart inférieur, le décollement s'effectue uniquement sur les bords sans chercher à isoler le pédicule vasculaire. La levée du lambeau se fait de haut en bas jusqu'à une ligne passant par le bord supérieur des dômes. Le lambeau est ensuite pivoté de 90° pour se placer au niveau de la perte de substance alaire. Il s'agit d'un lambeau fascio-musculo-cutané en îlot.

Fermeture
Elle se fait par simple rapprochement au niveau du dorsum après décollement latéral au-delà du sillon naso-génien. La fermeture

se fait en deux plans. Le lambeau est ensuite mis en place et suturé.

Indications
Celui-ci s'adresse à des pertes de substance de l'aile du nez, cutanées ou transfixiantes, et du lobule, respectant la partie médiane de la pointe.

Avantages
Ce lambeau permet une reconstruction alaire en un temps avec possibilité de doubler celui-ci avec une greffe chondrocutanée.
Sa mise en place est facile. Ce lambeau est adapté à la région alaire avec tendance à bien dessiner le lobule du nez. Il est suffisamment long pour réparer l'aile sur toute sa longueur ce qui paraît souhaitable sur le plan esthétique.

Inconvénients
Sa vascularisation étant assurée par les artères ethmoïdales antérieures, sa vitalité peut être compromise en cas d'intervention nasale antérieure (septoplastie, rhinoplastie).
Si le lambeau est replié sur lui-même pour refaire le plan muqueux, il devient rapidement trop épais et surtout trop court si la perte de substance est distale.

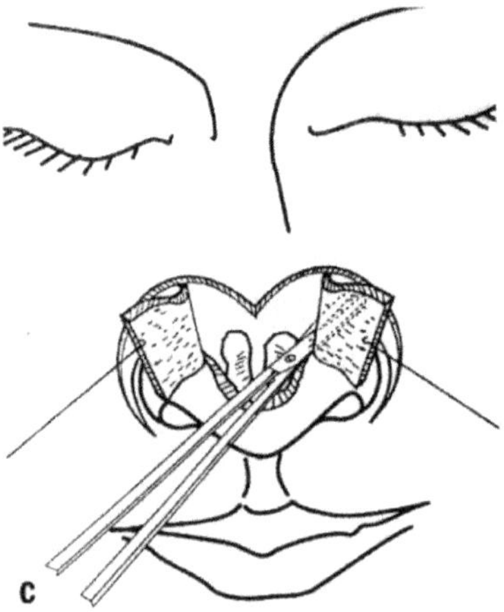

Le lambeau d'Edgerton

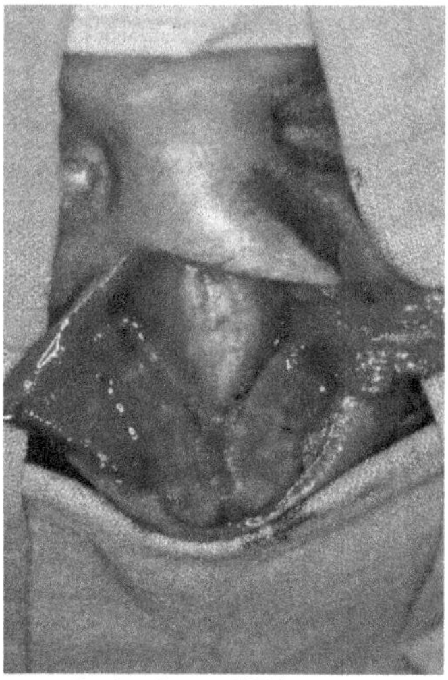

Le lambeau d'Edgerton.

Références bibliographiques :

Edgerton M. T., Lewis C. M. & Mc Kelly L. O., « Lengthening of the short nasal columella by skin flaps from the nasal tip and dorsum. », in *Plast. Reconstruc. Surg.*, 1967 ; 40 : 343-353.

Germain M. A. & Malard O., *Les tumeurs cutanées de la face. Les techniques de reconstruction des grandes pertes de substance*, Shering-Plough (éd.), 2004.

Texier M. & Preaux J., « Lambeau de transposition médiodorsale du nez en îlot cutané pour la réparation des pertes de substance de l'aile du nez. », in *Ann. Chir. Plast. Esthét.*, 1996 ; 41 (4) : 319-331.

Les lambeaux régionaux

Les différents types de lambeaux régionaux sont :
. Les lambeaux provenant de la région glabellaire :
Le lambeau glabellaire.
. Les lambeaux provenant de la région naso-génienne :
Le lambeau naso-génien.
Le lambeau de Pers : In and Out flap.

Généralités sur les lambeaux régionaux
Ils utilisent les téguments des régions voisines qui ont une coloration et une texture proches de celle de la perte de substance. Deux régions fournissent les lambeaux régionaux : la région glabellaire, la région naso-génienne.

Les différents types de lambeaux régionaux
Les lambeaux provenant de la région glabellaire sont utilisés en raison de son importante laxité cutanée.
Les lambeaux provenant de la région naso-génienne peuvent être utilisés de différentes façons :
. Lambeau d'avancement à pédicule sous-cutané avec fermeture en VY s'adresse à des pertes de substance latérales du nez.
. Lambeau de transposition à pédicule supérieur.
. « In and Out flap » de Pers.

Le lambeau glabellaire

Description
Le lambeau glabellaire est un lambeau de transposition dessiné au niveau de la glabelle. Il est destiné à fermer une perte de substance de la partie supérieure du dorsum nasal ou du canthus interne.

Technique opératoire
L'incision débute au niveau de la racine du sourcil du côté opposé à la perte de substance. Il remonte ensuite au niveau de la ligne médiane du front sur une hauteur de quelques centimètres en dessinant un V inversé et redescend ensuite jusqu'au bord de la perte de substance.

Dissection
Elle respecte le plan musculaire et comprend la peau, le tissu cellulaire sous-cutané et la lame vasculaire (le lambeau est vascularisé par les vaisseaux supra-trochléaires).

Fermeture
La fermeture de la zone donneuse se fait : soit par suture directe en deux plans après décollement et rapprochement des berges, soit par une plastie en VY.

Indications
Le lambeau glabellaire s'adresse à des pertes de substance limitées, inférieures à 2 cm, de la partie supérieure du dorsum ou du canthus interne.

Avantages
Sa rapidité d'exécution nécessitant un seul temps opératoire.
Son excellente sécurité.

Inconvénients
Le lambeau glabellaire apporte au niveau du canthus interne une peau épaisse qui nécessite un dégraissage. La formation d'une « oreille » au niveau du point pivot est pratiquement constante, mais s'améliore avec le temps. Le lambeau glabellaire entraîne un rapprochement des sourcils.

<u>Références bibliographiques</u> :

Germain M. A., Demers G. & Jourdain A., « Complex midface reconstruction with free flap: 65 cas », in *The Journal of Otolaryngology*, 2000 ; 29 : 33-34.
Jost G., *Réparations plastiques des pertes de substance cutanées de la face*, Arnette (éd.), Paris, 1977, p. 57.

Le lambeau naso-génien

Description

Le lambeau naso-génien est un lambeau cutané de transposition, le plus souvent à pédicule supérieur, dessiné au niveau de la joue, légèrement en dehors du sillon naso-génien et destiné à fermer une perte de substance de l'aile du nez.

Technique opératoire

Le lambeau est dessiné en dehors du sillon naso-génien, d'après un patron de la perte de substance, dans une zone non pileuse chez l'homme. La largeur du lambeau est égale à celle de la perte de substance. Si le lambeau doit être replié sur lui-même, il doit être dessiné suffisamment long et peut dépasser en bas la commissure labiale. Étant donné l'excellente fiabilité vasculaire, le rapport longueur sur largeur peut atteindre 5 sur 1. Le point pivot doit être situé le plus haut possible dans la région canthale interne, afin d'éviter lors de la transposition, la formation d'une « oreille ».

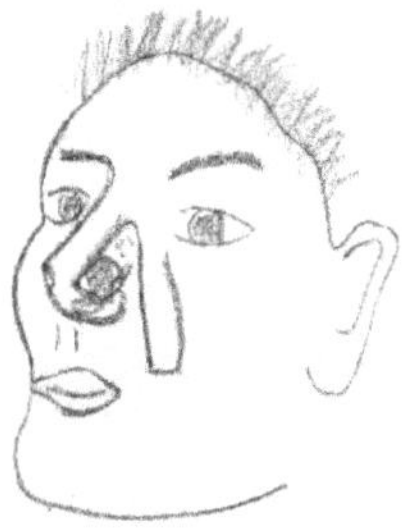

Le lambeau naso-génien prélevé au niveau de la joue.
Il recouvrira la perte de substance du nez (© M. A. Germain).

Dissection

Le lambeau comprend la peau et le tissu cellulaire sous-cutané. Il est décollé dans un plan superficiel. La vascularisation du lambeau étant assurée par des branches superficielles dermiques, il n'est pas nécessaire de prendre dans l'épaisseur du lambeau le pédicule facial qui est beaucoup trop profond. Le décollement est poursuivi très haut jusqu'à l'angle interne de l'œil. Un dégraissage d'emblée est souhaitable.

Fermeture

Au niveau du site donneur, la fermeture se fait par simple décollement de la joue si la largeur du lambeau n'excède pas trois centimètres. Elle se fait en deux plans :

. plan profond avec points inversants au fil résorbable 5/0 ;

. plan superficiel avec surjet intradermique au nylon 3/0.

La cicatrice de la fermeture doit recréer un véritable sillon naso-génien, ce qui nécessite parfois la réalisation d'un point d'ancrage amarré au périoste, au niveau du pied de l'aile narinaire, au fil non résorbable.

Au niveau de la perte de substance, la mise en place du lambeau au niveau de la perte de substance nécessite :

. l'exérèse d'un surplus cutané à la partie inférieure du lambeau ;

. la résection d'une zone triangulaire située au-dessus de la perte substance remontant jusqu'au point pivot. Le bord médial de cette zone doit si possible être parallèle à l'arête nasale.

Le lambeau est ensuite suturé en deux plans, la suture étant effectuée de bas en haut afin de résorber l'oreille qui va se former au niveau du point pivot et qui sera d'autant moins importante que celui-ci sera haut situé avec un angle de rotation le plus petit possible.

L'intervention se termine par :

. un méchage endo-narinaire afin de diminuer la congestion veineuse ;

. la mise en place d'un pansement compressif pendant 24 heures afin d'éviter la formation d'un éventuel hématome.

Indications

Le lambeau naso-génien s'adresse à des pertes de substance de l'aile du nez superficielles ou transfixiantes. En cas de pertes de substance interruptrices, le soin apporté à la reconstruction du plan interne muqueux va, en grande partie, conditionner le résultat définitif. La technique la plus ancienne et la plus simple est la technique de retournement des lambeaux cutanés.

Il est également possible et même souhaitable en cas de perte de substance importante de l'aile du nez de réaliser une armature si possible d'emblée par mise en place d'une greffe cartilagineuse placée au contact du bord libre, ce qui permet de redonner à la narine son galbe naturel. Le lambeau naso-génien s'adresse également à des pertes de substance de la face latérale du nez, de la pointe ou de la columelle. Il est alors possible d'utiliser des lambeaux bilatéraux à pédicule sous-cutané.

Avantages

Son excellente sécurité en raison de sa fiabilité vasculaire.

Le lambeau naso-génien dégraissé étant replié sur lui-même permet une réfection du plan muqueux. Dans les pertes de substance interruptrices, il peut également être armé, ce qui permet de réaliser de façon simultanée une reconstruction multicouche. Les cicatrices sont discrètes en particulier au niveau du site donneur.

Inconvénients

La surépaisseur du lambeau, à l'origine d'obstruction narinaire, nécessite un dégraissage, soit lors du premier temps opératoire sans risque pour la vitalité du lambeau, soit secondairement sous anesthésie locale. Le comblement inesthétique du sillon naso-génien est évité par la réalisation d'un point d'ancrage au niveau du pied de l'aile narinaire. Il apporte une peau de couleur différente de la pointe ou de l'aile du nez et un épaississement avec aspect œdémateux du lambeau dans les mois suivant l'intervention, mais qui s'améliore avec le temps. Celui-ci peut être évité par un dégraissage du lambeau puisque ce sont des lambeaux cutanés.

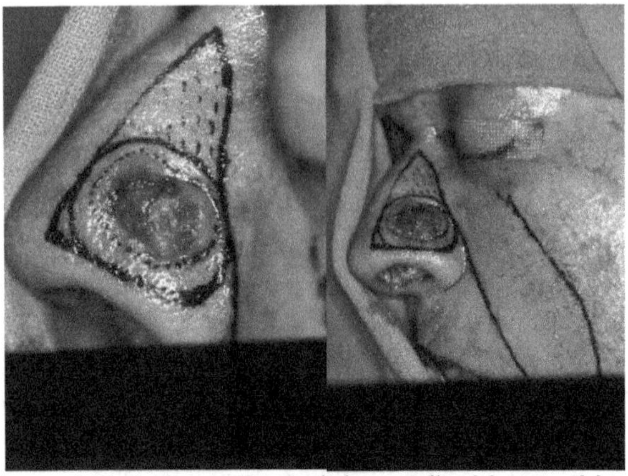

Carcinome de l'aile du nez. Dessin de la zone d'exérèse et exérèse de la lésion, et dessin du lambeau naso-génien.

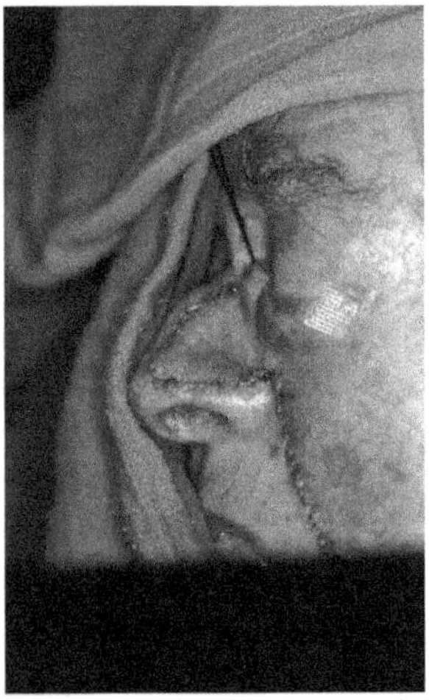

Lambeau naso-génien. Les sutures initiales.

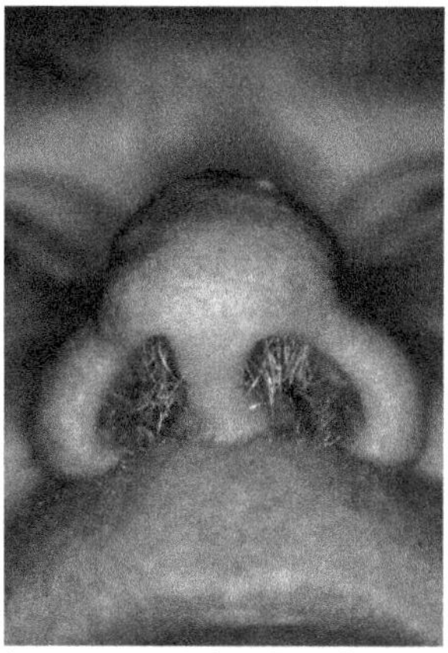

Lambeau naso-génien. Résultat à un an.
Vue sous narinaire : absence de sténose.

Références bibliographiques :

Barron N. & Emett A. J. J., « Subcutaneous pedicle flaps », in *Br. J. Plast. Surg.*, 1965 ; 18 : 51-78.

Germain M. A., Demers G. & Jourdain A., « Complex midface reconstruction with free flap : 65 cases. », in *The Journal of Otolaryngology*, 2000 ; 29 : 33-34.

Preaux J. & Raphael B., « Réparation des pertes de substance partielles de la pyramide nasale. », in *Table ronde. XXXVI*^e^ *congrès de la S.F.C.P.R.E*, Paris, 23-25 octobre 1991.

Le lambeau de Pers – In and Out Flap

Description

Le lambeau de Pers, décrit en 1967, est un lambeau naso-génien sous-cutané, replié sur lui-même, transposé en îlot et axialisé sur les branches alaires de l'artère labiale supérieure. Il permet la reconstruction des pertes de substance de pleine épaisseur de l'aile narinaire plus ou moins étendue à la région du lobule nasal.

Technique opératoire

Dessin du lambeau (d'après Darsonval) :

Tracer une droite allant du sommet de l'arc de Cupidon et formant avec l'axe médian du visage un angle de 60°. La zone cutanée, située au-dessus de la ligne, va fournir le plan endo-narinaire (IN) tandis que la zone cutanée située au-dessus de la ligne va permettre la reconstruction cutanée (OUT) de l'aile narinaire.

Dissection

La dissection du lambeau débute dans la région distale avec une épaisseur du lambeau de 2 à 3 mm. La dissection sera très prudente et plus profonde au niveau de l'orifice piriforme en raison de l'émergence du pédicule vasculaire du lambeau. Le lambeau est basculé de dehors en dedans. Fermeture par points séparés.

Fermeture

La fermeture du site donneur est effectuée par un lambeau naso-génien en îlot à pédicule sous-cutané permettant d'éviter toute traction externe sur l'aile narinaire reconstruite.

Indications

Le lambeau de Pers s'adresse à des pertes de substance transfixiantes et étendues de l'aile narinaire. Une perte de substance interruptrice et partielle de l'aile est plus facilement reconstruite par un lambeau naso-génien replié selon la technique de Preaux.

Avantages

Le lambeau de Pers permet une reconstruction alaire en un temps avec réfection simultanée du plan de couverture et de doublure. Il permet la conservation du sillon alogénien. Il donne une symétrie des ailes narinaires.

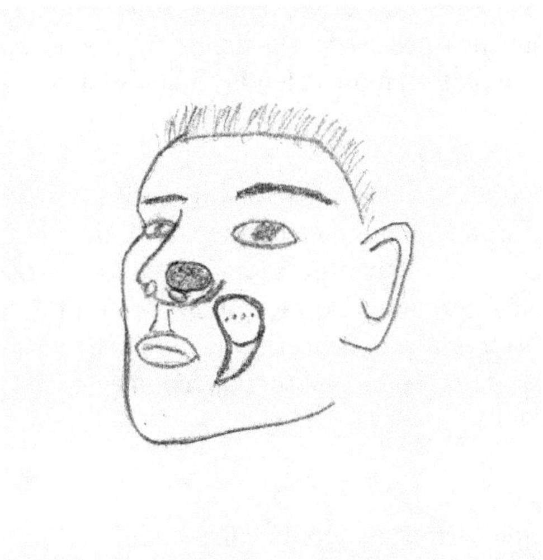

Le lambeau de Pers permet une reconstruction alaire en un temps, endo (In) et exo-nasale (Out), en repliant le lambeau (© M. A. Germain).

Inconvénients

Le lambeau de Pers demeure une excellente méthode de reconstruction des pertes de substance transfixiantes de l'aile du nez. Cependant, plusieurs reproches sont faits :

. L'absence d'armature cartilagineuse ;

. la fiabilité vasculaire aléatoire avec souvent une souffrance veineuse précoce ;

. l'épaisseur du lambeau à l'origine d'obstruction nasale qui va nécessiter un dégraissage secondaire ;
. sur la rançon cicatricielle importante au niveau jugal, ce qui le réserve en priorité aux sujets âgés à cicatrisation parfaite. La fermeture de la zone donneuse impose la nécessité de tracer un nouveau lambeau naso-génien.

Références bibliographiques :

Germain M. A., Jourdain A. & Demers G., « Le lambeau myocutané du muscle transverse du nez. », in *Morphologie*, 1999 ; 83 (260) : 13-16.

Germain M. A., Demers G. & Jourdain A., « Complex midface reconstruction with free flap : 65 cases. », in *The journal of Otolaryngology*, 2000 ; 29 : 33-34.

Herbert D. C. & Harrisson R. G., « Nasolabial subcutaneous flaps. », in *Br. J. Plast. Surg.*, 1975 ; 28 (5) : 85-89.

Herbert D. C., « A subcutaneous pedicled check flap for reconstruction of alar defects. », in *Br. J. Plast. Surg.*, 1978 ; 31 : 79-92.

Hubault-Marcade P., Darsonval V., Simon Ph., Duly T. & Delahaye J. F., « Le lambeau de Pers dans la reconstruction nasale distale. », in *Ann. Chir. Plast. Esthét.*, 1991 ; 36 (3) : 228-234.

Pers M., « Cheek flaps in partial rhinoplasty: A new variation, the In and Out Flap. », in *Scand. J. Plast. Reconstr. Surg.*, 1967 ; 1 (37) : 37-44.

Spear S. L., Kroll S. S. & Romm S., « A new twist to the nasolabial flap for reconstruction of lateral alar defects. », in *Plast. Reconstr. Surg.*, 1987 ; 79 : 915-920.

Les lambeaux à distance

Les lambeaux à distance s'adressent à des pertes de substance de grande dimension ou qui siègent au niveau du tiers inférieur du nez. Ils nécessitent un sevrage secondaire trois semaines plus tard et proviennent en général du front ou de la région rétro-auriculaire. Les lambeaux provenant du front représentent une zone idéale tant par la qualité que par la quantité de peau disponible.
Les autres types de lambeaux utilisés, si le front ne peut être employé soit en raison de cicatrices, soit chez l'enfant, sont essentiellement des lambeaux issus de la région rétroauriculaire. Le lambeau de Washio est le plus connu.

Le lambeau frontal médian, paramédian et oblique

Description

Le lambeau frontal médian est le lambeau roi de la reconstruction nasale. Il est utilisé en Inde, dès le IIe siècle avant notre ère. Il est pédiculisé sur les artères supra-trochléaires.

Technique opératoire

Le tracé du lambeau va de la racine du nez à la limite d'implantation des cheveux. Plus celle-ci est basse, plus les possibilités de reconstruction sont restreintes.

Dessin du pédicule

- Lambeau frontal médian : le pédicule comprend la peau située entre la tête des deux sourcils ; il est branché sur les deux artères supra-trochléaires.
- Lambeau frontal-paramédian : le pédicule comprend un seul axe supra-trochléaire et emporte la peau située entre la tête du sourcil, et la partie médiane du front.

Un repérage Doppler est souhaitable en préopératoire. La taille du pédicule se situe entre 1,2 et 1,5 cm, ce qui permet une meilleure rotation que pour le lambeau frontal médian.

Dessin de la palette cutanée

Celui-ci se fait à partir d'un patron de la perte de substance. L'axe de rotation du lambeau doit être apprécié avec précision en tenant compte de la rotation de la taille du pédicule qui va obligatoirement diminuer la longueur utilisable pour le lambeau. L'examen Doppler est très utile.

Dissection

Elle débute à la partie supérieure de la palette cutanée et se fait successivement dans trois plans différents.

- Au niveau de la partie distale : la dissection est purement sous-cutanée avec le respect impératif du muscle frontal qui doit être laissé en place ;
- Au niveau de la partie moyenne : la dissection devient sous-musculaire ;
- Au niveau proximal : environ 0.5 cm au-dessus de l'arcade sourcilière, la dissection est sous-périostée afin de préserver le pédicule vasculaire. L'incision du périoste permet par ailleurs une meilleure mobilisation du lambeau qui subit une rotation de 180° afin de venir combler la perte de substance. Le lambeau peut être dégraissé de façon importante.

Fermeture

. Au niveau du pédicule, la fermeture se fait en deux plans après un réajustement des rides frontales :
Plan profond avec points inversants au fil résorbable 5/0 ;
Plan superficiel avec surjet intradermique au nylon 3/0.

. Au niveau de la palette, plusieurs possibilités sont offertes :
Si la perte de substance est inférieure à 3 cm, un décollement très large dans le plan du scalp est habituellement suffisant pour obtenir une fermeture sans tension. La perte de substance peut être laissée en cicatrisation dirigée. Elle peut être greffée par utilisation d'une greffe cutanée provenant du pédicule du lambeau après section de celui-ci.

Sevrage

Il se fait habituellement à la fin de la troisième semaine. Après section du pédicule, la base du lambeau est dégraissée et replacée entre les sourcils évitant ainsi toute distorsion.

Indications

Le lambeau frontal médian ou paramédian s'adresse à toutes les pertes de substance étendues du nez, peu importe leur taille et leur localisation (pointe du nez - face latérale - aile du nez).

Avantages
Le lambeau frontal permet de résoudre les trois étapes de la reconstruction nasale en apportant d'une part le revêtement cutané. Il peut par ailleurs être armé, il permet la réfection du plan profond, soit en le greffant à sa face profonde ou bien en l'utilisant retourné sur lui-même.
Le lambeau frontal médian est utilisable en îlot. C'est une technique séduisante, car elle laisse peu de cicatrices cutanées, mais entraîne un comblement de l'angle naso-frontal nécessitant souvent une reprise secondaire. Il peut également être associé aux lambeaux jugaux lors de la réparation des pertes de substance des zones frontières.

Inconvénients
Le lambeau frontal nécessite deux temps opératoires. Les cicatrices frontales sont parfois difficiles à dissimuler.

Références bibliographiques :
Burget G. C & Menick F. J., *Aesthesic reconstruction of the nose*, Mosby (ed.), Saint Louis, 1994, p. 615.
Germain M. A., Demers G. & Jourdain A., « Complex midface reconstruction with free flap: 65 cases. », in *The Journal of Otolaryngology*, 2000; 29 : 33-34.
Kazanjian V. H., « The repair of nasal defects with the median forehead flap. Primary closure of forehead wound », in *Surg. Gynecol. Obstet.*, 1946 ; 33 : 79-83.

Le lambeau frontal oblique

Description
Le lambeau frontal oblique peut être dessiné obliquement au niveau du front chez le sujet à front petit avec une ligne d'implantation basse des cheveux ou, s'il est nécessaire d'avoir un rayon d'action plus important notamment, pour réparer une perte de substance de la pointe du nez ou de la columelle. Il est pédiculisé sur une seule artère supra-trochléaire.

Technique opératoire
Ce lambeau est dessiné du côté opposé à la perte de substance. Il comprend un seul axe supra-trochléaire et emporte la peau située entre la tête du sourcil, et la partie médiane du front. Un repérage Doppler est souhaitable en préopératoire. La taille du pédicule se situe entre 1,2 et 1,5 cm, ce qui va permettre une meilleure rotation que pour le lambeau frontal médian.

Dessin de la palette cutanée
Celui-ci se fait à partir d'un patron de la perte de substance. Il est dessiné obliquement sur la partie du front opposé au pédicule. Il faut rappeler qu'une rétraction de 20 % suit le prélèvement de la palette de peau, ce qui impose une levée plus large que prévu.

Dissection
Elle débute à la partie supérieure de la palette cutanée et se fait successivement dans trois plans différents :

- Au niveau de la partie distale : la dissection est purement sous-cutanée avec le respect impératif du muscle frontal qui doit être laissé en place ;

- Au niveau de la partie moyenne : la dissection devient sous-musculaire ;
- Au niveau proximal : environ 0.5 cm au-dessus de l'arcade sourcilière, la dissection est sous-périostée afin de préserver le pédicule vasculaire. L'incision du périoste permet par ailleurs une meilleure mobilisation du lambeau qui subit une rotation de 180° afin de venir combler la perte de substance. Le lambeau peut être dégraissé de façon importante.

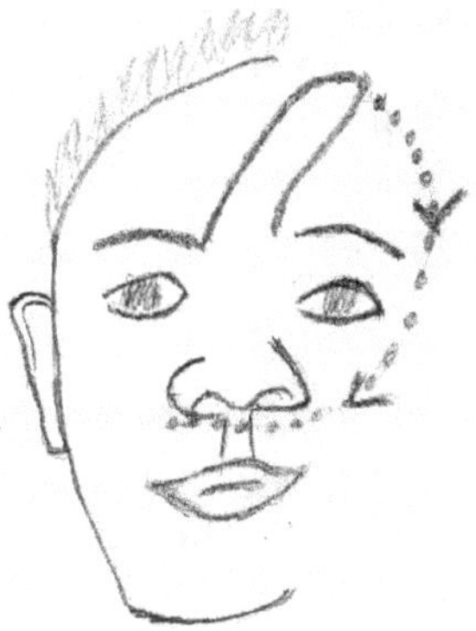

Le lambeau frontal oblique : un seul axe vasculaire supra-trochléaire (© M. A. Germain).

Fermeture

. Au niveau du pédicule, la fermeture se fait en deux plans après un réajustement des rides frontales :

Plan profond avec points inversants au fil résorbable 5/0 ;

Plan superficiel avec surjet intradermique au nylon 3/0.

. Au niveau de la palette, plusieurs possibilités sont offertes :

Si la perte de substance est inférieure à 3 cm, un décollement très large dans le plan du scalp est habituellement suffisant pour obtenir une fermeture sans tension, avec risque possible d'ascension du sourcil. La perte de substance peut être laissée en cicatrisation dirigée.

La perte de substance peut être greffée par utilisation d'une greffe cutanée provenant du pédicule du lambeau après section de celui-ci.

Sevrage
Il se fait habituellement à la troisième semaine. Après section du pédicule, la base du lambeau est dégraissée et replacée entre les sourcils évitant ainsi toute distorsion.

Indications
Le lambeau frontal oblique est utilisé lorsque le rayon d'action du lambeau frontal paramédian est trop court en particulier pour les lésions de la pointe du nez ou de la columelle.

Avantages
Le lambeau frontal oblique permet d'atteindre sans difficulté les lésions distales du nez.

Inconvénients
Le lambeau frontal nécessite deux temps opératoires. Les cicatrices frontales sont parfois difficiles à dissimuler. Pour éviter la rançon cicatricielle du lambeau frontal oblique, il est possible d'utiliser un lambeau frontal médian à pédicule supérieur, dérivé du lambeau de Converse. Celui-ci est utilisé en cas de front court ou s'il existe des cicatrices au niveau de la racine du nez ayant interrompu les artères supra-trochléaires. La suture directe lors de la fermeture de la zone donneuse peut entraîner une surélévation du sourcil.

Références bibliographiques :
Germain M. A., Demers G. & Jourdain A., « Complex midface reconstruction with free flaps : 65 cases. », in *The Journal of Otolaryngology*, 2000 ; 29 : 33-34.
Revol M., Guinard D., Barbot J. & Texier M., *La réparation des pertes de substance du nez chez l'adulte*, Masson (éd.), Paris, 1994, p. 237.

Le lambeau scalpant de Converse

Description

Le lambeau scalpant, décrit en 1942 par Converse, est un lambeau frontal utilisé en cas de rhinopoïèse totale. Il est vascularisé par les anastomoses existant entre les artères temporales superficielles et les artères supra-trochléaires, et supra-orbitaires.

Technique opératoire

Le dessin du pédicule débute au-dessus et en arrière de la racine de l'hélix afin de préserver le pédicule temporal. Il est de type coronal (Cairne-Untenberger), arciforme, rejoignant le dessin de la palette cutanée au niveau temporal.

Dessin de la palette

Celui-ci se fait à partir de la partie haute et latérale du front selon un patron de la perte de substance. Il est situé à l'opposé de la zone temporale prise comme pédicule. La palette peut être dessinée verticalement ou obliquement en cas de front bas en la latéralisant le plus possible dans la région du golfe temporal où la peau est plus fine, et souple.

Dissection

La dissection de la palette débute au niveau de la région distale, dans la région sus-sourcilière en respectant de façon impérative le muscle frontal. Le décollement se fait ensuite dans un plan sous-périosté. Au niveau de la partie restante du front, le muscle frontal est levé avec le pédicule après l'avoir clivé du bord interne de la zone donneuse. Mise en place de clips sur la tranche de section.

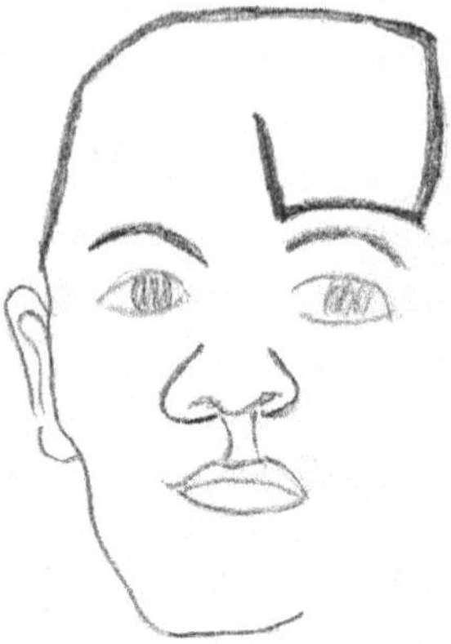

Lambeau scalpant de Converse
(© M. A. Germain).

Fermeture

. Au niveau du pédicule, la zone cruantée est laissée en cicatrisation dirigée ;

. Au niveau de la zone donneuse, celle-ci est greffée par une greffe de peau totale prise en région sus-claviculaire ;

. Au niveau de la palette, s'il s'agit d'une reconstruction transfixiante, une plicature de l'extrémité de la palette cutanée est nécessaire. Une première plicature se fait le long de l'axe de la future columelle. Une deuxième plicature est effectuée le long des bords des ailes narinaires. Ces plicatures sont maintenues par des points cutanés en cadre. Cette double plicature est assez rigide pour réaliser un soutien correct de la pointe sans recourir à une armature, mais donne souvent un aspect globuleux qui nécessite des retouches ultérieures.

Sevrage

Il se fait habituellement à la quatrième semaine. Le scalp est reposé en déplissant doucement le lambeau.

Indications
Le lambeau scalpant est utilisé dans les rhinopoïèses totales essentiellement chez les sujets à front bas, car il permet d'apporter une surface de peau importante. Il est également utilisé dans la réparation de l'extrémité inférieure du nez. Il peut atteindre la columelle. Lors de sa dissection, le lambeau doit, selon Converse, pouvoir atteindre sans difficulté la lèvre inférieure.

Avantages
Sa très grande capacité ne nécessite pas une autonomisation préalable. La cicatrice du pédicule se situe en zone pileuse. Le lambeau scalpant est bien adapté à la reconstruction de la partie inférieure du nez.

Inconvénients
Le lambeau scalpant entraîne une rançon cicatricielle frontale importante même lorsque le prélèvement est latéralisé. L'importance de l'acte opératoire doit faire utiliser cette technique chez des sujets sains. En raison de l'épaisseur, une harmonisation du lambeau est nécessaire.

Références bibliographiques :
Converse J. M., *Reconstructive Plastic Surgery.* The Head and Neck, W. B. Saunders (ed.), Philadelphie, 1964, 1968, pp. 1234-1256.
Germain M. A. & Malard O., *Les tumeurs cutanées de la face. Les techniques de reconstruction des grandes pertes de substance*, Shering-Plough (ed.), 2004.

Le lambeau fronto-temporal de Schmid-Meyer

Description
Le lambeau décrit par Schmid en 1952 a été repris et modifié par Meyer en 1960. Il comprend deux parties :
. Une partie supra-sourcilière, horizontale, large d'environ 5 mm comportant le pédicule vasculaire ;
. Une partie temporale fournissant la palette cutanée pouvant être armée de cartilage auriculaire.

Technique chirurgicale
Quatre temps opératoires sont nécessaires à la réalisation du lambeau : un premier temps d'autonomisation et de préparation du lambeau ; un deuxième temps de section de la palette cutanée ; un troisième temps de transposition et un quatrième temps de sevrage. Chaque temps opératoire est espacé d'environ trois semaines.

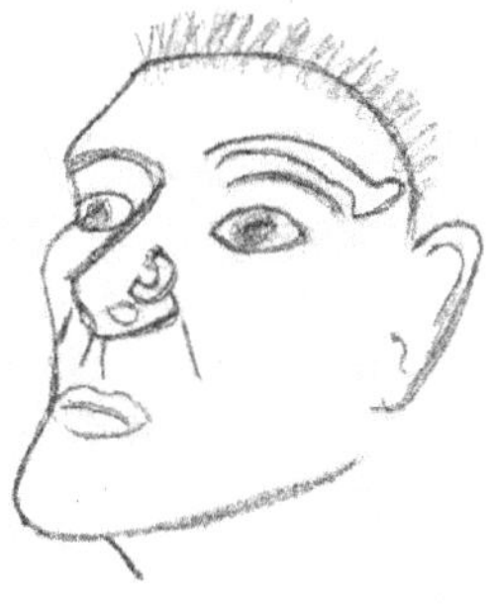

Lambeau fronto-temporal de Schmid-Meyer (© M. A. Germain).

A - Temps d'autonomisation et de préparation du lambeau

Temps d'autonomisation

Celui-ci est imposé par la fiabilité vasculaire inconstante du lambeau et nécessite la création d'un pédicule porteur, sorte de lame « porte-vaisseau » située dans la région sus-sourcilière. Le pédicule est réalisé par deux incisions cutanées parallèles, espacées de 4 à 5 mm, l'incision inférieure se situant au ras de l'implantation des sourcils. Le pédicule est taillé en biseau de sorte que la couche sous-cutanée atteigne environ 1 cm de diamètre. Ce pédicule tubulé à sa face profonde à l'aide de peau totale est prélevé dans la région rétroauriculaire. La fermeture du site donneur s'effectue par rapprochement des berges cutanées après décollement.

Préparation du lambeau

Elle correspond à la réalisation de la palette cutanée et à la préfabrication de la maquette de la perte de substance au niveau de la région temporale. La palette cutanée est dessinée à l'aide d'un patron de la perte de substance, préparée soit à l'aide d'une greffe de peau totale ou le plus souvent d'un greffon composé cutanéo-cartilagineux prélevé au niveau de la conque de l'oreille et mis en place par deux incisions parallèles. Les incisions resteront superficielles, car le risque d'atteinte de la branche frontale du nerf facial est possible et un prélèvement plus épais nuirait au résultat cosmétique souhaité en apportant un excédent de volume.

B - Temps de section de la palette cutanée temporale

Ce temps consiste en une section de la peau située entre l'extrémité distale du pédicule et la zone donneuse temporale. Ce temps, bien que théoriquement non indispensable, nous semble souhaitable afin d'éviter toute souffrance de l'extrémité du lambeau, car il s'agit en fait d'un lambeau au hasard, tubulé, dont les rapports longueur sur largeur dépassent nettement les critères habituels de fiabilité (2/1 ou 3/1).

C - Temps de transposition du lambeau

Le lambeau préfabriqué est ainsi transposé et suturé au niveau de la perte de substance. La zone temporale est fermée soit directement après décollement des berges cutanées, soit après réalisation d'un lambeau de rotation préauriculaire ou d'une plastie en V – Y, ou bien ultérieurement en utilisant une greffe cutanée provenant du pédicule du lambeau, après section de celui-ci. Une suture partielle, incomplète, laissant une zone cruentée avec cicatrisation dirigée donne également peu de séquelles esthétiques dans cette région.

D - Temps de sevrage
Il comprend la section du pédicule du lambeau et la fermeture de la zone de prélèvement au niveau de la racine interne du sourcil. C'est donc au total une procédure longue, délicate, s'étendant sur dix à douze semaines qui permet d'apporter un lambeau armé et préfabriqué, à la taille exacte de la perte de substance.

Indications
Le lambeau fronto-temporal s'adresse à des pertes de substance transfixiantes de l'aile du nez, d'origine traumatique ou tumorale, étendues à la pointe du nez ou à la région columellaire, mais si possible respectant le pied de l'aile narinaire. Un double lambeau est utilisable pour les pertes de substance de la partie inférieure du nez. Ce lambeau revêt un intérêt particulier chez l'enfant, car il laisse le front indemne de cicatrice.

Avantages
Le lambeau fronto-temporal permet de résoudre simultanément les trois problèmes de la reconstruction nasale : d'une part, le recouvrement cutané en apportant une peau de couleur et de texture identique à celle du nez, d'autre part, la réalisation, de façon contemporaine à la reconstruction, d'une armature cartilagineuse et enfin la réfection du plan muqueux. Ceci n'entraîne pas de surépaisseur, préjudiciable au résultat esthétique final.

Inconvénients
Procédure longue nécessitant quatre temps opératoires pouvant être réalisés sous anesthésie locale.

Références bibliographiques :
Jourdain A., Darsonval V., Germain M. A. & Demers G., « Les indications du lambeau fronto-temporal de Meyer dans la reconstruction nasale. », in *The Journal of Otolaryngology*, 2000 ; 29 (1) : 34-35.
Meyer R. & Kesselring U. K., « Reconstructive Surgery of the nose. », in *Clin. Plast. Surg.*, 1981 ; 83 : 435-469.
Meyer R., « Aesthesic aspects in reconstructive Surgery of the nose. », in *Aesth. Plast. Surg.*, 1988 ; 12 (4) : 195-201.
Meyer R., « Finitions en reconstruction partielle et totale du nez. », in *Ann. Chir. Plast. Esthét.*, 1991 ; 37 (2) : 145-163.
Schmid E., « Uber neue in der plastichen chirurgie der Nase. », in *Brun's Beitr. Klin. Chir.*, 1952 : 184-385.

Le lambeau de Washio

Description
Le lambeau rétroauriculaire décrit par Washio en 1969 permet un apport de peau et de cartilage auriculaires pour la reconstruction des pertes de substance transfixiantes de l'aile du nez. Il nécessite au minimum deux temps opératoires. Son principe est basé sur les anastomoses existant entre le réseau temporal superficiel et le réseau auriculaire postérieur.

Technique opératoire
Dessin du lambeau
Il débute par un repérage au Doppler de l'axe vasculaire temporal. Un point A situé en avant de l'oreille et en arrière du pédicule temporal est placé au niveau de la racine de l'hélix. Un point B est positionné à la jonction entre la crête temporale et la ligne d'implantation capillaire frontale de sorte que AB égale à 8 cm. Le point C est situé au-dessus de l'oreille, la distance AC est égale à la moitié de la distance séparant A du site receveur nasal.

Dissection
Elle se fait dans l'espace de Merkel et débute au point B. Elle suit la crête temporale, s'incline dans la région rétroauriculaire où la palette cutanée est prélevée d'après un patron de la perte de substance avec éventuellement du cartilage. L'incision se poursuit vers le haut sur la ligne AC. Le lambeau est ensuite basculé vers l'avant sur la ligne AB, ce qui entraîne une torsion du pédicule.

Fermeture
Au niveau du site donneur, celle-ci peut être fermée en première intention ou bien greffée avec une greffe de peau totale. La zone cruentée est mise en cicatrisation dirigée.

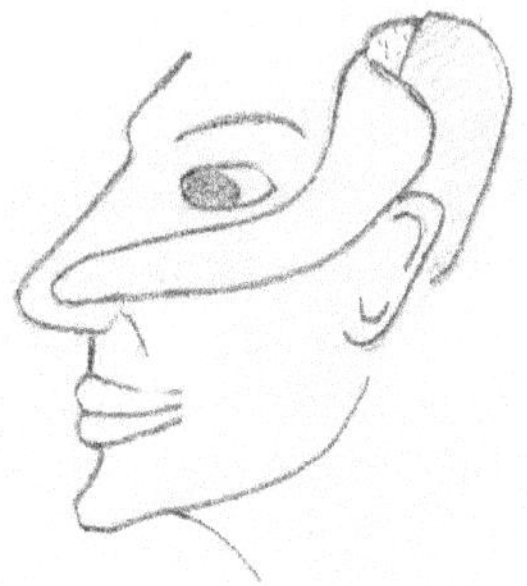

Le lambeau de Washio (prélèvement) : il apporte de la peau et du cartilage auriculaire (© M. A Germain).

Sevrage
Celui-ci se fait à trois semaines et le lambeau est remis en place.

Indications
Les indications du lambeau de Washio découlent des contre-indications ou des refus d'utilisation du front en particulier chez l'enfant. Il s'adresse à des pertes de substance transfixiantes de l'aile du nez ou du complexe lobulo-columellaire.

Avantages
Le lambeau de Washio n'entraîne pas ou peu de cicatrices visibles. Il peut être armé de cartilage auriculaire. Il n'entraîne pas de sacrifice de peau frontale en particulier chez l'enfant.

Inconvénients

Le lambeau de Washio apporte une palette cutanée de taille limitée et il existe souvent une dyschromie. La vascularisation du lambeau étant aléatoire, certains auteurs dont Washio préconise une autonomisation. Le reproche majeur est en fait dû à la lourdeur de l'intervention avec l'inconfort précédant le sevrage.

Références bibliographiques :

Germain M. A. & Malard O., *Les tumeurs cutanées de la face. Les techniques de reconstruction des grandes pertes de substance*, Shering-Plough (ed.), 2004.

Germain M. A., Demers G. & Jourdain A., « ComplexMidface reconstruction with free flap. 65 cases », in *The Journal of Otolaryngology*, 2000; 29 : 33-34.

Revol M., Guinard D., Barbot J. & Texier M., *La reconstruction des pertes de substance du nez chez l'adulte*, Masson (éd.), Paris, 1994, p. 237.

Washio H., « Retroauricular temporal flap. », in *Plast. Reconst. Surg.*, 1969 ; 43 (2) : 162-166.

Le Canada, le nez et la microchirurgie

Ayant exercé à l'hôpital Hôtel-Dieu à Québec, je donne ici mon expérience du Canada, surtout de la province de Québec concernant la microchirurgie. J'ai eu l'insigne honneur d'être aidé par le Pr Dominique Dorion de l'hôpital de Sherbrooke et par le Pr Georges Demers de l'hôpital l'Hôtel-Dieu de Québec.

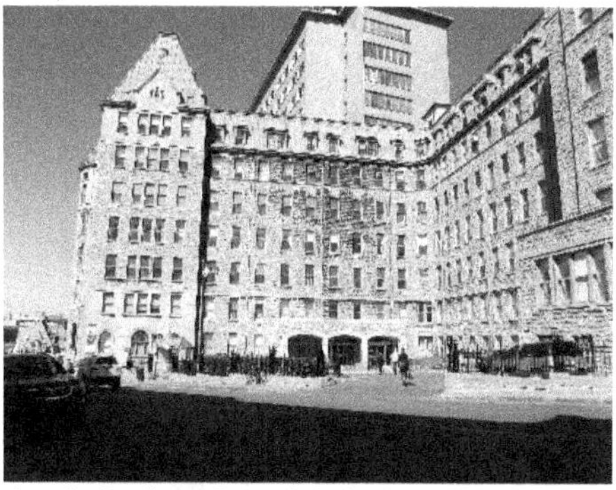

L'Hôtel-Dieu de Québec. On voit le bâtiment récent au second plan (© M. A. Germain).

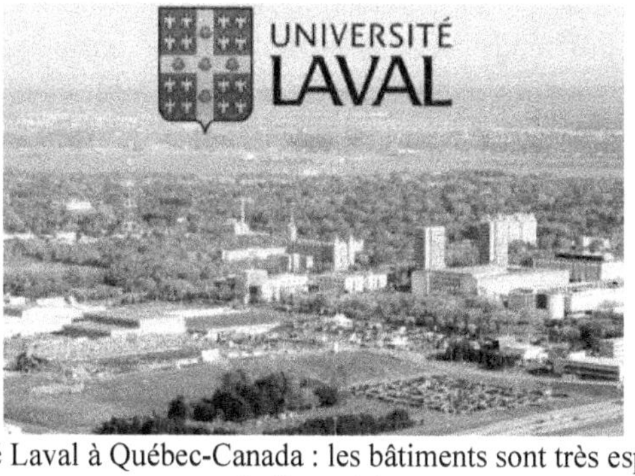

L'Université Laval à Québec-Canada : les bâtiments sont très espacés (© M. A. Germain).

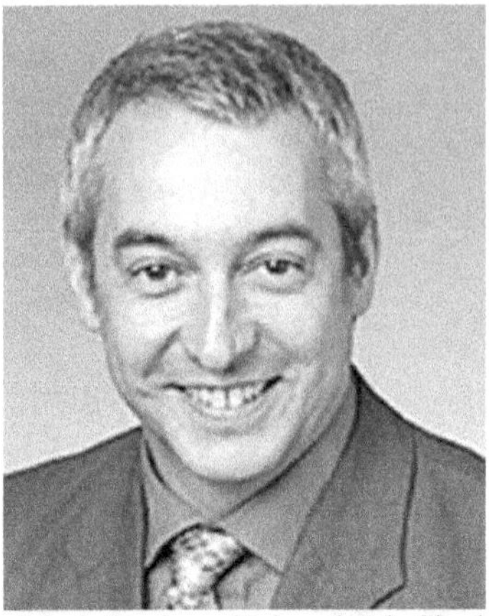

Pr Dominique Dorion - Université de Sherbrooke.

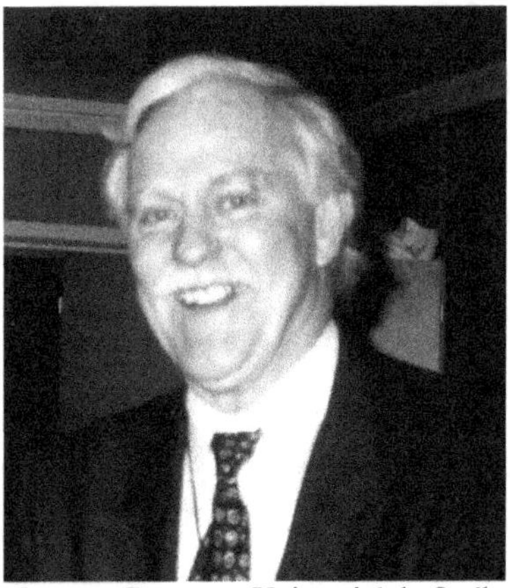

Pr Georges Demers - Université de Québec.

La vaste majorité de la reconstruction par lambeaux libres se retrouve dans la sphère cervico-faciale. Il est donc naturel que les chirurgiens ORL, cervico-faciaux, déjà familiarisés avec la microchirurgie de l'oreille aient eu envie d'envahir ce champ d'expertise.

Au Canada, la formation clinique en ORL dure 5 ans après les cinq années de cours de médecine de base. Tous les spécialistes ORL canadiens reçoivent une formation très similaire durant laquelle ils vont passer grossièrement un quart de leur temps en chirurgie cervico-faciale, un quart en rhinosinusologie, un quart

en otologie, et le dernier quart en pédiatrie, et en spécialité ORL générale. L'exposition obligatoire autant à la chirurgie cervico-faciale qu'à l'otologie a donc favorisé l'éclosion précoce de l'intérêt pour la reconstruction microvasculaire.
Au Canada, pour la microchirurgie, la situation a été un peu plus difficile qu'aux USA et il faudra attendre le début des années 1990 avant que les ORL ne prennent l'initiative de la reconstruction microvasculaire cervico-faciale dans toutes les provinces. Une grande partie du travail de pionnier a été effectué à Toronto par Ralph Gilbert. Le Dr Gilbert a une place privilégiée par la précocité de son implication, par le nombre d'interventions, par ses travaux et publications que par les fellows (élèves) qui forment sa descendance professionnelle. Il est le père de la reconstruction microvasculaire cervico-faciale au Canada. Ayant organisé des cours de microchirurgie au Canada, à Québec, à Montréal, à Ottawa et à Toronto, nous nous sommes connus et estimés.
La reconstruction cervico-faciale mérite une place d'honneur. Depuis le milieu des années 1980, l'immense majorité, soit 80 % des lambeaux libres vascularisés sont transplantés dans la région cervico-faciale suite à une chirurgie oncologique ORL. L'utilisation du terme « lambeau libre » est une contamination linguistique propre au Canada (canadianisme), un pays bilingue, mais dont seulement le quart de la population est francophone. « Lambeau libre » est la traduction littérale du terme *« free flap »* anglophone. Pour confirmer l'importance de la reconstruction cervico-faciale dans le monde de la chirurgie microvasculaire, nous avons considéré trois aspects : tout d'abord, les données des statistiques chirurgicales du réseau de l'Université de Sherbrooke, deuxièmement les statistiques de facturation pour la ville de Québec et finalement un recensement des publications canadiennes des dix dernières années. Les deux premières statistiques témoignent de l'importance mathématique, la dernière, de l'importance académique. Nous avons fait une étude rapide sur les lambeaux libres faits à Sherbrooke. Au cours des deux dernières années, nous avons recensé 47 transplants. De ceux-là, 44 ont été faits par les chirurgiens du service d'ORL (93 %). Les trois autres ont été faits par les membres du service de plastie. Les orthopédistes de Sherbrooke en ont fait quelques-

uns au cours des années, mais ont abandonné ce domaine depuis environ 5 ans. Nos neurochirurgiens, les chirurgiens maxillo-faciaux et les chirurgiens généraux ne se sont pas impliqués du tout dans ce type de procédure.

Quant aux publications, si on regarde rapidement avec le moteur de recherche Medline les publications canadiennes dans le domaine de la microchirurgie vasculaire, on fera rapidement deux constatations intéressantes, la reconstruction microchirurgicale est aussi utilisée en médecine vétérinaire. Un groupe de Saskatchewan (province agricole au cœur des prairies canadiennes) a rapporté son expérience avec 57 transplants tissulaires en majorité sur des chiens. Le taux de succès dans cette série se rapproche de ceux rapportés chez les humains (95 %).

Deuxième constatation : on confirme l'existence des phases d'installation de la microchirurgie au pays. Entre les années 1975 et 1990, les publications sont exclusivement le fait de chirurgiens plasticiens. Dans la dernière décennie du XXe siècle, les deux groupes se chevauchent et, depuis les années 2000, on retrouve une immense majorité de publications émanant d'auteurs de formation ORL.

Ralph Gilbert a débuté sa carrière académique en joignant l'équipe professorale de l'université de Toronto en 1988. Au cœur de la Ville Reine, tout à côté du Parlement de la province de l'Ontario, l'université de Toronto est devenue depuis le dernier quart de siècle la plus riche et influente université du Canada. Par le nombre de publications en science biomédicale, par la richesse de sa fondation et de son support à ses professeurs et étudiants, et par le fait qu'elle accueille le plus grand nombre d'étudiants au pays, il y a peu de doute qu'elle a gagné, avec l'université McGill de Montréal, son statut dans le top 10 des meilleures institutions d'enseignement supérieur en Amérique du Nord. Au début des années 2000, le département d'oncologie cervico-faciale de l'University Health Network est le centre qui effectue le plus grand nombre de transplants, non seulement au Canada, mais dans toute l'Amérique du Nord. Où se situe-t-elle sur l'échelle mondiale ? Les statistiques ne sont pas faciles à obtenir, mais certainement dans les rares centres qui font plus de 150 lambeaux libres par année depuis plus de vingt ans.

Pour confirmer l'importance de la reconstruction cervico-faciale dans le monde, il a fallu des collègues plasticiens européens pour accepter de sortir des guerres sectaires et de former un ORL en reconstruction microvasculaire. Après dix ans d'exclusivité chirurgicale dans ce domaine, les plasticiens ne voulaient pas laisser tomber un champ aussi prestigieux et aussi rémunérateur. Dans un environnement un peu moins compétitif, le Pr Ralph Gilbert s'associera aux plasticiens Mc Crabe, Chris Forrest durant quelques années pour faciliter son intégration et développer son expérience. Par la suite, il a presque exclusivement travaillé avec ses fellows. Son endurance physique et mentale est spectaculaire. Le terme anglophone *« stamina »* décrit bien cette qualité. Son endurance et cette patience alliées à une dextérité foudroyante ont un effet spectaculaire. Il est surtout intéressé par les soins aux cancéreux et aux activités académiques en lien avec les malades. Nous sommes très ancrés dans une philosophie d'offrir des soins basés sur des données probantes *« evidence-based-medecine »*. Il est connu pour optimiser et pousser jusqu'à la limite l'utilisation des lambeaux connus. Ainsi, il est très attaché à six lambeaux libres dont le jéjunum, les lambeaux de cuisse, le latissimus dorsi, l'omoplate, la fibula, le transplant antébrachial, alors que 75 lambeaux ont été décrits dans le monde. Nous choisissons de toujours offrir la meilleure opération disponible pour améliorer la qualité de vie des patients.
Ceci dit, l'auteur du livre (MG) est probablement un des pionniers dans la reconstruction de l'hypopharynx pour carcinome. En effet, en France, nous sommes trop bien placés dans ces cancers, où la cause des tumeurs associe alcool et tabac. Les résultats sont spectaculaires, d'autant que j'ai décrit le transplant de jéjunum en U et le jéjunum associé à l'opération de Pearson en voulant associer le rétablissement de la voix, et celle de l'alimentation par la bouche. Les résultats sont impressionnants pour des indications précises et aussi la reconstruction totale de l'œsophage par un long transplant de jéjunum microvascularisé. Ainsi, ma priorité est de donner une bonne qualité de vie aux malades cancéreux. Il faut ajouter que j'ai formé 3 600 élèves en microchirurgie à l'école de chirurgie des Hôpitaux de Paris (APHP).

Le Québec compte quatre facultés de médecine dont deux sont regroupées à Montréal, une à Sherbrooke et une à Québec. Montréal, la métropole regroupe, avec ses banlieues près de la moitié de la population de la province. On y retrouve deux universités, une francophone, l'Université de Montréal, et une anglophone, l'université de McGill. Les deux autres universités sont celles de Sherbrooke et de l'université Laval (nommée en l'honneur de monseigneur François-Xavier de Montmorency de Laval (1623-1708), premier évêque catholique de la Nouvelle-France dans la ville de Québec), soit la plus jeune et la plus ancienne université du pays à accueillir une faculté de médecine. Dans ces deux universités, la microchirurgie s'est installée de façon inégale dans les différents services de chirurgie cervico-faciale.

La reconstruction cervico-faciale vise deux objectifs, heureusement et le plus souvent, harmonieusement complémentaires : rétablir les fonctions représentées par la mastication, la déglutition, la respiration et la phonation. Il faut aussi impérativement rétablir l'esthétique qui, dans le visage, est, on le conçoit, de toute première importance. L'atteinte de ces objectifs se fait en coordonnant le travail.

L'équipe en charge de faire l'ablation, c'est-à-dire la chirurgie dite oncologique, doit comprendre les nuances de reconstruction pour pouvoir non pas compromettre, mais ajuster l'ablation. De son côté, l'équipe de reconstruction doit bien sentir les subtilités fonctionnelles à rétablir et les effets des traitements adjuvants à la chirurgie (chimiothérapie et radiothérapie).

L'université de Sherbrooke dessert 800 000 personnes. Elle y a choisi d'organiser l'équipe de microchirurgie avec Dominique Dorion. L'organisation clinique de Sherbrooke, les services hospitaliers y sont regroupés autour de deux hôpitaux principaux fusionnés en une seule entité administrative depuis les années 1990.

- Le service d'oncologie cervico-faciale

Si les plasticiens sont en général disponibles pour reconstruire les conséquences des chirurgies oncologiques cervico-faciales, en pratique, il est extrêmement difficile de coordonner et d'organiser de telles interventions. Ainsi, le chirurgien ORL cervico-facial était localisé au début des années 1990 au centre hospitalier universitaire de Sherbrooke et le service de plastie à l'Hôtel-Dieu. Ainsi, Dominique Dorion n'a eu aucune difficulté à remplir ce vide, sans compétition ni critique de la part de l'équipe de plasticiens en place. En fait, l'équipe de plasticiens était très occupée à réimplanter doigts, mains, orteils. Au cours des années, une coopération s'est développée entre les deux équipes et, 15 ans plus tard, les chirurgies conjointes ne sont pas rares. Jusqu'à 2005, le chirurgien ORL s'occupait seul de l'aspect oncologique et de la reconstruction microvasculaire de la sphère ORL. Une situation assez unique qui n'est pas en ligne avec le mouvement unanime dans le pays où ce type de chirurgie se fait en équipe. Et pourtant, cette singularité n'a pas empêché le chirurgien ORL de mener la charge académique au niveau national. En effet, on a vu, durant la première décennie du XXIe siècle, des postes académiques être pourvus par des ORL. Formé en chirurgie microvasculaire, Ralph Gilbert n'a pas eu peur de naviguer entre l'activité de chimiothérapie et de radiothérapie. Ses résultats démontrent bien que la survie et la qualité de vie des patients avec un cancer de l'oropharynx sont meilleures avec un traitement chirurgical, et une reconstruction par transplant libre bien faits qu'après la radio-chimiothérapie concomitante.

La situation dans la ville de Québec est très différente, car, dans les deux principaux centres d'oncologie, le développement s'est bien fait autour d'autodidactes. Les deux équipes ont travaillé, non pas en collaboration, mais plutôt en compétition tout au long de ces années d'installation. En effet, les traitements de radiothérapie à Québec, qui a vu sa population passer d'environ 600 000 personnes à un million durant la période qui nous intéresse, se donnent tous à l'Hôtel-Dieu de Québec. Durant ces années d'installation, un pôle important d'oncologie chirurgicale secondaire et tertiaire s'y est tout naturellement développé.

Comment les choses se sont-elles passées ? On doit au professeur Georges Demers, grâce à son amitié avec le Pr Michel Germain, le développement de la microchirurgie au cœur du vieux Québec. Après sa formation en médecine à l'Université Laval et sa surspécialité à Paris au centre Gustave Roussy, Georges Demers a développé une pratique très variée en refusant toujours de laisser tomber une partie ou une autre de la vaste spécialité qu'est l'ORL. Il n'est donc pas surprenant qu'il n'ait pas vu rapidement l'utilité de la reconstruction microvasculaire pour ses patients « mutilés » par les résections oncologiques de plus en plus étendues. Pour un chirurgien versé dans l'art de la chirurgie microscopique de l'oreille, il est relativement simple d'étendre ses aptitudes à la chirurgie microvasculaire. Cela demande par contre de nombreuses heures d'entraînement au laboratoire, ou dans le cas de Georges Demers, dans son sous-sol où il avait installé une petite station d'exercice avec un microscope rapporté de sa clinique.

Le cours du Pr Mark Urken de New York était ce qui se faisait de mieux. Georges Demers y a assisté bien évidemment, ainsi qu'à d'autres ateliers.

Il faut savoir que les plasticiens de l'Hôtel-Dieu n'ont pas vu d'un bon œil l'arrivée d'un ORL. Pour tenter de contrôler cette installation, ils ont même convaincu le comité d'éthique clinique de l'institution d'encadrer, un peu comme un projet de recherche, l'utilisation de la microchirurgie vasculaire en ORL. Les plasticiens avaient toute liberté pour utiliser ces techniques pour les membres ou le tronc, mais les ORL devaient présenter leurs cas au préalable et les faire approuver avant de pouvoir procéder. Georges Demers a eu alors la sagesse de travailler avec Michel Germain de Paris. Après quelques cas conjoints à Paris, l'équipe est revenue à Québec où les premiers lambeaux ont été réalisés. Cette collaboration internationale mentor-apprenant a muselé les détracteurs et les résultats cliniques obtenus par la suite ont achevé le travail. François Parent, dont la formation surspécialisée est en phoniatrie, est venu compléter l'équipe à partir de 1990.

L'autre centre d'oncologie de Québec, l'hôpital de l'Enfant-Jésus partage certaines similitudes. Du côté de celles-ci, l'équipe qui s'y est installée au début des années 1990 est autodidacte. Marcel Xamiré et Danielle Beaudouin ont eux aussi suivi les principaux cours et pratiqué la microchirurgie sur des animaux. Leur grande particularité : en dehors de la salle d'opération, ils forment un couple et ils ont fondé une famille ensemble. La gestion du temps a dû très certainement être un défi de tous les jours avec leurs jeunes enfants.

Le service de plastie étant moins bien structuré et Georges Demers ayant déjà beaucoup œuvré, les balbutiements de la microchirurgie à l'hôpital de l'Enfant-Jésus ont été plus simples. L'équipe s'est complétée un peu plus tard avec l'arrivée de Nathalie Audet de retour de deux années de formation complémentaire avec Ralph Gilbert de Toronto.

Bien que la capitale de la province de Québec soit la ville du même nom, sa métropole en est Montréal. Ville cosmopolite et multiculturelle, elle regroupe un peu plus de deux millions d'habitants. On y retrouve deux facultés de médecine, une à l'université anglophone de McGill et une associée à la francophonie, l'Université de Montréal. L'université McGill a été un des foyers fondateurs de la poussée initiale menée par la chirurgie plastique. Cette poussée initiale a d'ailleurs eu un pouvoir d'attraction puissant sur Lucie Lessard, une ORL en fin de formation. Aujourd'hui directrice du service de plastie à Mc Gill, elle a décidé, après sa formation en ORL, de recommencer une formation complète en plastie. Maintenant certifiée par le Collège Royal dans ces deux spécialités, elle est devenue, par sa formation et son talent, la personne toute désignée pour prendre en charge la reconstruction par transplant à la suite des chirurgies oncologiques faites autant au Royal Victoria Hospital qu'au plus moderne Jewish Hospital.

Avec plus de 15 années de retard, l'Université de Mont Royal rejoint tout juste le bateau des équipes « mixtes » pour la reconstruction cervico-faciale. L'arrivée récente des Drs Rahal, Olivier et Ayad permettra enfin d'organiser en équipes efficaces les soins offerts aux principaux hôpitaux francophones de la métropole : l'hôpital Maisonneuve-Rosement et l'hôpital Notre-Dame du CHUM (Centre hospitalier de l'Université de Montréal).

Ainsi, les modèles d'installation et de partage de tâches sont variés. Dans certaines situations, la coopération est forcée, dans d'autres, faciles. Parfois, elle est impossible.

Il convient de faire mention de Canadiens qui ont contribué à la microchirurgie pendant qu'ils travaillaient aux USA. Les USA exercent un pouvoir d'attraction puissant sur les universitaires canadiens. Dans les années1960, 1970, 1980, les jeunes ORL, jeunes chercheurs et cliniciens habiles, ont choisi de s'exiler, attirés par de meilleures conditions de travail, des subventions alléchantes et l'occasion de pousser plus loin leurs travaux. Ainsi, John Fredrickson a eu une formation médicale à l'université de Colombie-Britannique. Il s'installe à Toronto où il développe un laboratoire de recherches. Il formera plusieurs *fellows* qui participeront à l'envol de la microchirurgie. C'est avec l'équipe d'Östrup, chirurgien plasticien retourné chez lui en Suède, à Lingköping, que Ralph Gilbert a appris la microchirurgie.

Ralph Hayden, vivant à Philadelphie, a marqué de son côté l'histoire de la microchirurgie microvasculaire. Il a embrassé rapidement cette technique de reconstruction. Son intérêt marqué pour la qualité de vie de ses patients s'est vite révélé. Son nom est plus particulièrement associé au lambeau latéral de cuisse.

Le Canada est un immense pays et son système de santé demeure à l'écoute du voisin américain bien sûr, mais aussi des Européens et du dominion britannique. Dans un environnement aussi ouvert, la microchirurgie microvasculaire a germé un peu partout à travers le pays en seulement quelques années. Dans chaque centre important, à l'époque où la musique disco envahissait les ondes radio, il y avait au moins un chirurgien ou une femme chirurgienne qui a décidé de réimplanter un doigt ou de reconstruire un déficit majeur avec un lambeau libre. Dans certains endroits, ce sera une situation rare, pour d'autres, le début d'une longue série de cas similaires. Ainsi, à Montréal, Jean-Paul Bossé a réalisé une longue série de réimplantations et de lambeaux libres à la fin des années 1970. D'autres chirurgiens ont été des pionniers comme notamment Scott Durham à Vancouver. Du côté de la recherche, Cho Pang, Carolyn Kerrigan et/ou encore Nancy McKee ont contribué largement au développement de la microchirurgie au cours des 40 dernières années.

Ralph Manktelow de Toronto est, quant à lui, un excellent enseignant, car sa technique est superbe. Il écoute l'opinion des autres et adapte son plan de traitement en conséquence. Il est discipliné et effectue une grande quantité de réimplantations. Il a fait de nombreux transplants libres suite à des traumatismes, des reconstructions cervico-faciales et des transplants libres de muscles aux membres, ainsi que pour des paralysies faciales. Il

considère que sa principale contribution en microchirurgie a été le développement des lambeaux perforants, c'est-à-dire alimentés par un vaisseau perforant, traversant l'aponévrose et alimentant les plexus vasculaires cutanés. Ralph Manktelow a fait une année de recherche en chirurgie cardiovasculaire et il a assisté à une conférence sur la microchirurgie vasculaire. Cette conférence le marque profondément et il décide de devenir chirurgien plasticien et de réaliser des microanastomoses vasculaires. Harry Buncke et Harold Kleinert sont ses maîtres et lui enseignent la microchirurgie. En 1976, il est invité en République populaire de Chine. À Shanghai, les chirurgiens ont la plus grande expérience mondiale en réimplantation surtout avec les membres. À Shanghai, au sixième hôpital du peuple, le chirurgien Zhong-Wei-Chen lui donne l'idée des transplants musculaires. Il voyage beaucoup : Grande-Bretagne, Australie et Toronto où il fait de nombreuses microanastomoses vasculaires. Il crée alors deux programmes séparés : un de chirurgie de la main à Toronto au Western Hospital avec six chirurgiens et un autre de reconstruction cervico-faciale, du tronc, des seins. C'était une époque enthousiasmante, car chacun comprenait les enjeux de la microchirurgie de reconstruction alors en plein essor.
Ces chirurgiens débutent par les transplants de crête iliaque, initiés par Taylor. C'est finalement le transplant de fibula qui est choisi, car il semble idéal pour les reconstructions ostéocutanées. La période entre 1970 et 1980 permet une coopération entre les chirurgiens du monde entier. Avec Bob Stauch, ils forment l'American Society of Reconstructive Microsurgery. Ralph Manktelow forme trois résidents en microchirurgie par an. En 1976, avec ses élèves, il développe la technique de transplant de muscle pour réparer les extrémités et le visage. La paralysie faciale est en effet un sujet majeur. Il met au point la greffe de nerf facial qui permet de réparer la paralysie buccale. Le nerf moteur du masséter est utilisé comme transfert : c'est une source remarquable pour corriger les paralysies faciales uni ou bilatérales.

Bien sûr, tant d'autres chirurgiens de talent n'ont pu être cités ici, car l'exhaustivité sur la question est difficile. Qu'ils m'en excusent !

Le Canada et les Canadiens ont été aux premières loges dans le développement de la microchirurgie, non seulement localement, mais aussi à travers le monde. La chirurgie microvasculaire a maintenant atteint la maturité dans ce pays et partout dans le monde. Les Canadiens ont réalisé des dizaines de lambeaux avec des taux de succès de l'ordre de 95 %. Les progrès récents ont été non pas techniques, mais plutôt orientés vers une meilleure sélection des malades, ce qui a abouti à de meilleurs résultats fonctionnels. C'est dans cette direction que les dix prochaines années devraient nous conduire.

Le Lambeau Chinois

Au cours de trois missions françaises de microchirurgie en République Populaire de Chine, j'ai pu apprécier le travail considérable de nos collègues chirurgiens chinois, en particulier à Shanghai (hôpital du Peuple n°6 et n°9). Peut-être à la suite de la description du lambeau italien par Tagliacozzi utilisant la peau du bras et du lambeau allemand de Ferdinand von Graefe utilisant la peau de l'avant-bras, nos collègues chinois ont-ils réalisé une étude exhaustive du lambeau de siège antébrachial, dit chinois.

Ce lambeau comporte la peau de l'avant-bras, l'artère radiale, la veine radiale superficielle et le nerf sensitif musculo-cutané. Un chirurgien militaire chinois a décrit ce lambeau sous forme de transplant qui sera vascularisé au niveau d'une perte de substance. Ce lambeau antébrachial est utilisé dans le monde entier, car facile à prélever et avec un taux de succès important. Nous avons eu l'idée d'utiliser ce transplant pour la reconstruction du nez, après préparation du nez préfabriqué dans trois cas de traumatismes balistiques. Après prélèvement, ce transplant a été revascularisé sur les vaisseaux faciaux. Le succès a été complet. Bien sûr, des retouches mineures ont été nécessaires. Les trois patients ont repris leur travail. Ils ont mené une vie sociale et familiale normale.

Conclusion

Ce livre se veut une mise au point actualisée sur les reconstructions du nez. Cependant, nous n'avons abordé que les sujets que nous connaissons et les interventions que nous pratiquons.
Trois chapitres ont été étudiés :

- L'histoire des reconstructions est très ancienne, des lambeaux indiens aux Gueules cassées, en passant par les Italiens.
- Les lambeaux cutanés utilisés, surtout après exérèse d'un cancer de la peau, sont extrêmement utiles et se réalisent sous anesthésie locale.
- Le troisième chapitre aborde les reconstructions par transplants préfabriqués. Leur indication est exceptionnelle, mais ils doivent être connus par les plasticiens.

Nous n'évoquons pas les techniques à l'aide de reconstructions 3D, d'imprimantes 3D, ni grâce aux cellules souches. Nous n'en avons pas l'expérience, mais ce sont des voies fort prometteuses.
Les matériaux modernes, dont la silicone, permettent également des résultats exceptionnels. La prothèse est en principe changée tous les six mois en raison de la coloration différente du visage en été et en hiver.
Ce livre nous est extrêmement important, car le nez est l'élément fondamental du visage. C'est pourquoi tant de chirurgiens s'y sont intéressés et ont fait dessus d'innombrables travaux anatomiques et cliniques. Il ne faut pas rejeter systématiquement les prothèses de l'étage moyen du visage, dont le nez fait partie. Nous avons vu notamment les réalisations magnifiques des prothésistes de Toronto.
Malgré tout, selon moi, le lambeau reste la solution à privilégier…

Remerciements

- À mon épouse Anne qui m'a supporté tout ce temps et m'a fait partager son dynamisme et sa joie de vivre ;
- À Mathilde Gandar pour sa préface captivante ;
- À Mme la Dr Sophie Delaporte pour son enseignement émotif et positif ;
- Au Dr Alain Jourdain qui m'a initié à ces reconstructions du nez tant au laboratoire d'anatomie de Nantes qu'au bloc opératoire. J'ai repris ces techniques dans mon service. Merci infiniment, cher Alain, pour tout ton enseignement ;
- Au laboratoire d'anatomie de Nantes et à son personnel qui m'ont accueilli et ont réalisé les injections de résines colorées nécessaires à la connaissance anatomique ;
- À Mme Léa Latchan, secrétaire de l'Académie nationale de médecine, pour sa participation efficace ;
- A M. Damien Blanchard, bibliothécaire de l'Académie nationale de médecine, pour ses conseils et ses corrections.

Tout particulièrement, je remercie le Dr Xavier Riaud, directeur de la collection Médecine à travers les siècles aux Éditions L'Harmattan. En acceptant mon livre, en lui donnant le soutien de sa puissante réputation, la célèbre maison, honneur de l'édition française, démontre avoir su préserver les plus belles traditions, le sens des responsabilités et la diffusion de la vérité.

Bibliographie

- Bardot J., *Traitement chirurgical des épithéliomas cutanés de la région centrofaciale*, Thèse Marseille, 1984, 104 p.

- Beauvillain de Montreuil C., Besséde D. & Germain M. A., *Chirurgie des fosses nasales et des sinus*, Masson (éd.), Paris, 2006.

- Becker G. D., « Non-surgical repair of perinasal skin defects », in *Plast. Reconstr. Surg.*, 1991 ; 88 (5) : 768-778.

- Belmahi A., « Le lambeau bilobé : un moyen très efficace dans les reconstructions esthétiques des pertes de substance cutanées de la pointe et de l'aile du nez. », in *Annales de Chirurgie plastique et esthétique*, 2003 ; 48 : 211-215.

- Conley J., « Cancer of the skin of the nose », in *Arch. Otolaryngol.*, 1966 ; 84 : 77-82.

- Delaporte S., *Les gueules cassées : les blessés de la face de la Grande Guerre*, Noêsis (éd.), Paris, 1996, 230 p.

- Demers G., Germain M. A., Parent F. & Luboinski B., « Reconstruction nasale par transplants libres préfabriqués. », 18e congrès de microchirurgie, Gam, Saint-Tropez, 20-22 mai 1993.

- Dufourmentel L., « Essai de reconstitution totale du massif maxillaire inférieur », in *La restauration maxillo-faciale*, 1919, pp. 141-151.

- Emmett J., « The closure of defects by using adjacent triangular flaps with subcutaneous pedicle », in *Plast. Reconstr. Surg.*, 1977 ; 59 (1) : 45-52.

- Germain M. A., Jourdain A. & Demers G., « Le lambeau myocutané du muscle transverse du nez », in *Morphologie*, 1999 ; 83 (260) : 15-18.

- Germain M. A., Jourdain A. & Demers G., « Le lambeau myocutané du muscle transverse du nez », in *Société anatomique de Paris*, 1999.

- Germain M. A., Demers G., Parent F., Luboinski B. & Hureau J., « Reconstruction complète du nez par transplant libre antebrachial préfabriqué », in *Chirurgie*, 1993 ; 119 : 263-267.

- Germain M. A., *La microchirurgie dans le monde. Les débuts, l'évolution*, Glyphe (éd.), Paris, 2011.

- Germain M. A., Demers G., Julieron M., Clavier A., Jourdain A., Mamelle G. & Luboinski B., *« Complex midface reconstruction with free flaps : 65 cases. »*, Canadian Society of Oto-Laryngology. Head and Neck Surgery. 54 th Annual Meeting, Toronto, Ontario, 28-31 mai 2000, in *The journal of Oto-Laryngology*, 2000 ; 29 : 33-34.

- Germain M. A., Jourdain A. & Demers G., « Le lambeau myocutané du muscle transverse du nez. », Société anatomique de Paris. Séance du 28 février 1997, in *Bull. Soc. Anat.*, 1997.

- Germain M. A., Demers G., Gilbert R., Odell P. & Hureau J., « La microchirurgie au Canada et originalités du système de santé canadien. », in *Lyon chirurgical*, 1994 ; 90 : 387-388.

- Germain M. A., Hureau J. & Trotoux J., « Les transplants préfabriqués chez le rat », in *Presse Méd.*, 1989 ; 18 (13) : 683-684.

- Germain M. A., Demers G., Julieron M., Mamelle G. & Jourdain A., *« Le transplant libre combiné sous-scapulaire en carcinologie cervico-faciale. »*, Chirurgie de la Face et du Cou. Paris, 12-15 octobre 1998, in *Livre du congrès*, 1998 : 255.

- Germain M. A., *« Chirurgie des tumeurs cutanées de la face. »*, Société Française d'Oto-Rhino-Laryngologie et de Chirurgie de la Face et du Cou, Paris. 2002.

- Jourdain A., Germain M. A. & Demers G., « Musculocutaneous flap of the transverse nasalis muscle in repair of nasal-tip skin carcinoma. », in *The journal of Otolaryngology*, 1999; 28 (1) : 37-42.

- Jourdain A., Darsonval V., Germain M. A. & Demers G., « Les indications du lambeau fronto-temporal de Meyer dans la reconstruction nasale. », Canadian Society of Oto-Laryngology. Head and Neck Surgery 54th Annual Meeting, Toronto, Ontario,

28-31 mai 2000, in *The journal of Oto-Laryngology*, 2000 ; 29 : 34-35.

- Jourdain A., *Les lambeaux cutanés dans la réparation des pertes de substance du nez,* non publié.

- Kazanjian V., « Traitement précoce des blessures de la face et de la mâchoire. », in *Congrès dentaire interallié*, 1916, 116-153.

- Klossek J.-M. & Beauvillain de Montreuil C. (dir.), *Chirurgie du nez, des fosses nasales et des sinus,* avec la collaboration de Dufour X., Germain M. A. & Malard O., Elsevier Masson (éd.), Issy-les-Moulineaux, 2007.

-Malard O., Beauvillain de Montreuil C. & Germain M. A., *Les tumeurs cutanées de la face. Techniques de reconstruction. Les reconstructions des grandes pertes de substance de la face : place de la microchirurgie*, Shering-Plough (éd.), 2004.

- Marchac D., « Le lambeau de rotation fronto-nasal. », in *Ann. Chir. Plast.*, 1970 ; 15 (1) : 44-49.

- Marchac D. & Alkhatib B., « Les résultats à distance du lambeau fronto-nasal. », in *Ann. Chir. Plast. Esthet.*, 1974 ; 19 : 335-338.

- Monestier M., *Les Gueules cassées*, Le Cherche Midi (éd.), Paris, 2009, 281 p.

- Morestin H., « Rapport mensuel octobre 1915. », in *Archives du service de santé des Armées*, Val-de-Grâce, carton 120.

- Morestin H., *Bulletins des mémoires de la Société de chirurgie*, oct. 1916.

- Morestin H., « Plaie craniofaciale après échec de zoogreffe cartilagineuse », in *Bulletin et mémoires de la société de chirurgie*, Paris, 1916 : 2.

-Penna V. & Germain M. A., *Le lambeau myocutané du muscle latéral du nez. Faits anatomiques. Applications cliniques.*, Mémoire de Diplôme universitaire de médecine esthétique, Université Lyon 1, 2012.

- Pons J., *Les lésions de la face par balle de petit calibre et de grande vitesse*, Paris, 1979, 28 p., in Bibliothèque du Val-de-Grâce.

- Pons J., Lartigau & Vauterin, « Problèmes psychologiques chez les défigurés. », in *Revue française d'odontologie*, 1966 ; 13 : 403-408.

- Revol M., Guinard D., Bardot J. & Texier M., *La réparation des pertes de substances du nez chez l'adulte*, Masson (éd.), Paris, 1994, 320 p.

- Riaud X., « Hommage au Professeur Hippolyte Morestin, chirurgien maxillo-facial et chef de service de la Ve section des blessés de la face à l'hôpital du Val-de-Grâce pendant la Première Guerre mondiale », in *e-mémoires de l'Académie nationale de Chirurgie*, 25/11/2020 : 1-7 (à paraître).

- Rieger R. A., « A local flap for repair of the nasal tip. », in *Plast. Reconstr. Surg.*, 1967 ; 40 (2) : 147-149.

- Rintala A. E., « Reconstruction of midline skin defects of the nose. », in *Scand. J. Plast. Reconstr. Surg.*, 1969 ; 3 : 105-108.

- Rybka F. J., « Reconstruction of the nasal tip using nasalis myocutaneous sliding flaps. », in *Plast. Reconstr. Surg.*, 1983 ; 71 (1) : 40-44.

- Santini J. & Kristinova D., *« Chirurgie plastique de la face. »*, Société Française d'Oto-rhino-laryngologie et de chirurgie de la Face et du Cou, in *Livre du congrès*, 1999.

- Tagliacozzi D., *De curtorum chirurgia*, Bologne, 1597.

- Trotoux J. & Germain M. A., « L'apport des transplants libres en chirurgie cancérologique cervico-faciale. », China International, Conference of otolaryngology. Head and Neck Surgery, Shanghai, 9-11 avril 2000.

- Virenque M., *Chirurgie réparatrice de la face*, Maloine (éd.), Paris, 1940.

- Zimany A., « The bilobed flap. », in *Plast. Reconstr. Surg.*, 1952 ; 11 : 424-434.

Table des matières

Structures éditoriales du groupe L'Harmattan

L'Harmattan Italie
Via degli Artisti, 15
10124 Torino
harmattan.italia@gmail.com

L'Harmattan Hongrie
Kossuth l. u. 14-16.
1053 Budapest
harmattan@harmattan.hu

L'Harmattan Sénégal
10 VDN en face Mermoz
BP 45034 Dakar-Fann
senharmattan@gmail.com

L'Harmattan Cameroun
TSINGA/FECAFOOT
BP 11486 Yaoundé
inkoukam@gmail.com

L'Harmattan Burkina Faso
Achille Somé – tengnule@hotmail.fr

L'Harmattan Guinée
Almamya, rue KA 028 OKB Agency
BP 3470 Conakry
harmattanguinee@yahoo.fr

L'Harmattan RDC
185, avenue Nyangwe
Commune de Lingwala – Kinshasa
matangilamusadila@yahoo.fr

L'Harmattan Congo
67, boulevard Denis-Sassou-N'Guesso
BP 2874 Brazzaville
harmattan.congo@yahoo.fr

L'Harmattan Mali
ACI 2000 - Immeuble Mgr Jean Marie Cisse
Bureau 10
BP 145 Bamako-Mali
mali@harmattan.fr

L'Harmattan Togo
Djidjole – Lomé
Maison Amela
face EPP BATOME
ddamela@aol.com

L'Harmattan Côte d'Ivoire
Résidence Karl – Cité des Arts
Abidjan-Cocody
03 BP 1588 Abidjan
espace_harmattan.ci@hotmail.fr

Nos librairies en France

Librairie internationale
16, rue des Écoles
75005 Paris
librairie.internationale@harmattan.fr
01 40 46 79 11
www.librairieharmattan.com

Librairie des savoirs
21, rue des Écoles
75005 Paris
librairie.sh@harmattan.fr
01 46 34 13 71
www.librairieharmattansh.com

Librairie Le Lucernaire
53, rue Notre-Dame-des-Champs
75006 Paris
librairie@lucernaire.fr
01 42 22 67 13

www.ingramcontent.com/pod-product-compliance
Lightning Source LLC
LaVergne TN
LVHW021213061026
849535LV00008B/2722
* 9 7 8 2 3 4 3 2 4 0 2 9 9 *